氣功健走

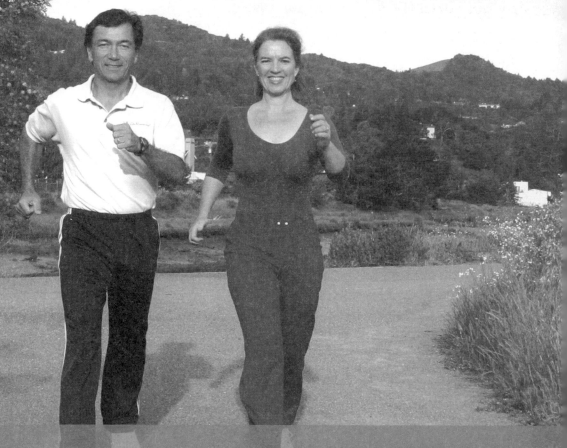

Chi Walking

丹尼‧爵爾 Danny Dreyer

凱薩琳‧爵爾 Katherine Dreyer

◎著

廖亭雲◎譯

項國寧◎審訂

LOHAS · 樂活
氣功健走

2016年3月初版　　　　　　　　　　　　　　　　定價：新臺幣550元
有著作權・翻印必究
Printed in Taiwan.

示範者
Chi Running美國官方認證教練：謝莉珠、王廷瀚

著　　　者	Danny Dreyer	
	Katherine Dreyer	
譯　　　者	廖　亭　雲	
審　　　訂	項　國　寧	
總　編　輯	胡　金　倫	
總　經　理	羅　國　俊	
發　行　人	林　載　爵	

出　版　者　聯經出版事業股份有限公司
地　　　址　台北市基隆路一段180號4樓
編輯部地址　台北市基隆路一段180號4樓
叢書主編電話　(02)87876242轉221
台北聯經書房　台北市新生南路三段94號
電　　　話　(02)23620308
台中分公司　台中市北區崇德路一段198號
暨門市電話　(04)22312023
台中電子信箱　e-mail：linking2@ms42.hinet.net
郵政劃撥帳戶第0100559-3號
郵撥電話　(02)23620308
印　刷　者　文聯彩色製版印刷有限公司
總　經　銷　聯合發行股份有限公司
發　行　所　新北市新店區寶橋路235巷6弄6號2樓
電　　　話　(02)29178022

叢書主編　林　芳　瑜
叢書編輯　林　蔚　儒
校　　訂　蔡　依　舫
排　　版　林　淑　慧
美術設計　蔡　婕　岑
攝影師　趙　郁　誠

行政院新聞局出版事業登記證局版臺業字第0130號

本書如有缺頁，破損，倒裝請寄回台北聯經書房更換。　　ISBN　978-957-08-4692-8 (平裝)
聯經網址：www.linkingbooks.com.tw
電子信箱：linking@udngroup.com

ChiWalking: Fitness Walking for Lifelong Health and Energy
Copyright © 2006 by Danny Dreyer
Complex Chinese edition © 2016 by Linking Publishing Company
All rights reserved

國家圖書館出版品預行編目資料

氣功健走/ Danny Dreyer、Katherine Dreyer著 .
廖亭雲譯 . 項國寧審訂 . 初版 . 臺北市 . 聯經 . 2016
年3月（民105年）. 304面 . 16×21.5公分（樂活）
譯自：ChiWalking: Fitness Walking for Lifelong Health
　　　and Energy
ISBN　978-957-08-4692-8（平裝）

1.運動健康　2.健行　3.氣功

411.712　　　　　　　　　　　　　　　　105002103

目次

第6章　有覺知的轉換

第7章　量身打造氣功健走計畫

整合身心靈的氣功健走

項國寧

《氣功健走》是一部神奇的書。一般人都可以了解走路的好處，但所謂「了解」，大概也只在常識的層面，因為「活動活動」或者「走走路」對健康有益的概念，業已不在話下。但要把健走這件事賦予一個完整的結構，從新觀念出發，到實際的方法、訓練、執行，「氣功健走」就是極少數的特例了。

丹尼・爵爾在2004年出版了《氣功跑步》一書，從太極原理開發出一套體系完整的跑步方法。他認為只要方法得當，跑步不必然伴隨痛苦與運動傷害——他的方法有數十萬跑者的見證。他接著又出版了《氣功健走》一書，以同樣的原理應用在健走，也自成一家之言。他把健走放在身心靈裡，成為一個重要元素，不但詳細說明了健走的方法，更從健走推廣至飲食、工作的生活面，甚至態度、情緒的精神面。僅僅是健走這樣一個看似簡單的元素，他也拆分成12種不同的類別，使用者可依不同的需要、不同的時空環境，選擇最適合的健走法。丹尼・爵爾用這樣的大結構處理健走這件事，確實將健走提升至一個罕見的高度，開前人所未見。

「凡走過的必留下痕跡」，走路在我們生活裡本來無所不在，但甚少「留下痕跡」，因為我們很少專注在走路的方法上。閱讀這本書，

會讓我們將原本無意識的走路，化成有積極建設性的健走。對熱愛跑步的人來說，氣功健走可以作為跑步之間最佳的動態休息；對不跑步的人來說，氣功健走可以作為氣功跑步的入門，往「氣功馬拉松」邁進；也可以作為跑步的替代品，「化腐朽為神奇」，使這項極為簡單易行的運動閃閃發光，充滿動感，大有可為。

　　從跑步到健走，作者的道理一以貫之，也就是從正確的姿勢出發，訓練正確的用力方法，再以專注的態度來執行；持之以恆，你會發現健走不只是單純的「活動活動」或「走走路」而已，以積極的態度面對「氣功健走」，會成為你步向健康、精神爽俐的一條捷徑。

中文版序

健走的奇蹟

丹尼‧爵爾

很高興有機會為《氣功健走》中文版寫序。我的父親是華人,因此我自然而然對東方文化與哲學很感興趣,也透過太極拳學習這方面知識長達近20年。

近年來不斷有新的研究證實健走的益處,健走甚至還被譽為新的「萬靈丹」,因為這項運動比最強效的抗憂鬱藥物功效更顯著,比大多數的心臟病藥物效果更好,也比最優質的第二型糖尿病藥物更具療效,而且成本低廉許多!

此外,科學界也持續發現健走額外的益處。根據最近出版的健康刊物指出,走路速度已被視為第5項生命徵象,與血壓、心率、體溫以及呼吸頻率同等重要;美國國立衛生研究院的最新研究也顯示,平時走路速度越慢,死亡率就越高。近來有位保健醫師還打趣的和我說:「死神的走路速度大約是每小時3.2公里。」重點其實就在於我們必須多多健走,而不只是悠閒漫步。

本書將會詳細介紹「氣功健走」這項與氣功跑步十分類似的運動方法。過去15年來,氣功跑步所引介的良好跑步技巧與覺知*運動,改變了全球無數跑步愛好者的生活。氣功健走融合了太極拳的內在專注力與步行的簡單動作,將健走轉化為一種內在修練,正如同太極拳一

---

* 編註:覺知(mindfulness),意即時時刻刻專注,完整覺察自身的想法、情緒或體驗而不加批判。中文常對應譯為佛教修練中的「正念」或「覺知」。

般，所有動作皆源自丹田，身體其餘部位則隨之運動。由專注的大腦引導身體運動，這種新方式將會使健走成為善用覺知、具冥想效果的修練。

當你有覺知的健走，身心協調且合而為一，就會開始產生改變 —— 呼吸更深沉、思緒更清晰、核心更強健、平衡感提升、大腦學會專注⋯⋯最重要的是，你可以用全然放鬆卻能激發活力的方式運動。

走路是日常生活中不可或缺的活動，我們總是不停的從一個地方走向下一個地方，然而，有多少人真正懂得運用健走在生活中創造更多氣？《氣功健走》將健走的內涵昇華，使健走不再只是一項體能活動。透過本書，你不僅會學到正確的健走方式，也會學到如何在健走過程中提升大腦專注力、管理情緒、減輕壓力並舒緩肌肉緊繃。氣功健走是絕佳的休閒活動，也最能調劑當前步調繁忙、目標導向的生活型態。此外，比起其他健身活動，健走更平易近人也更有彈性，你可以根據自身需求調整健走方式。

我是跟著徐谷鳴（George Xu）大師學習陳氏太極拳，他曾在1984年上海的全中國太極拳比賽中獲得冠軍，當時打的就是陳氏太極拳一路。1988年，我在加州舊金山認識了徐師傅，在我開始向他學習太極拳之後，我們也合作開發出氣功跑步與氣功健走的技術原則，這是我人生中收穫最豐富的一段經驗，後來也持續為我帶來許多珍貴的學習機會。

我最喜歡的氣功健走口號是：「創造適合氣流動的狀態。」本書會介紹12種不同的健走類型，包含體能、情緒及精神層面，幫助你在日常生活中促進氣的流動。

今天工作不順利？不妨來一場平靜健走吧。才剛結束假期就必須

馬上投入工作?那麼就來練習專注健走吧。覺得「待辦事項」清單有點冗長?活力健走會是此刻最佳的選擇。無論你的需求是什麼,只要踏出家門健走便能獲得滿足,沒有任何一種提升生活品質的方法比健走更簡單、更平易近人,而且立即見效。健走可說是一種不折不扣的「長壽訓練」。

我的好友麥可·崔佛(Michael Trayford)醫師開設了大腦健康課程,授課對象包括專業運動員、腦震盪病患以及年長的成人,他的專業屬於正蓬勃發展的「神經可塑性」(neuroplasticity)領域,也就是提倡活化並運用大腦的各個區域,讓大腦保持靈活、持續發展且充滿健康活力。我和崔佛醫師合作教授大腦健康課程,正是因為體能是促進健康大腦活動的重要一環。崔佛醫師在功能性腦神經領域的研究,經證實可透過活化與產生更強烈的神經傳導物質(大腦與身體的溝通管道)來減緩大腦的老化過程。因此,當大腦專注於身體上,不僅能使腦部運作更順暢,也有助於維持穩固的身心連結,而這正是應付老化問題不可或缺的關鍵。

氣功健走可以將再尋常不過的步行動作轉化為不凡的運動 —— 專屬於你的個人長壽訓練計畫。

氣的正向循環

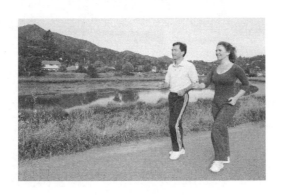

　　我永遠不會忘記30幾年前在愛爾蘭的經歷。在一個適逢早春時節的美麗鄉間，我透過愉快的健走來伸展筋骨 —— 畢竟前一天我才被迫蜷縮在飛越大西洋的航班裡長達14.5個小時，因此早已迫不及待、精力充沛的想到戶外走走。當時我住在科羅拉多州的波爾德（Boulder），正希望盡量少開不必要的車，所以選擇利用健走讓自己慢下來，為生活拓展更多空間，我那時也正好處在「轉換工作的空檔」，因此把握住機會徹底探索了附近的鄉村地帶，聽說我母親那一邊的家族祖先就曾居住在此。

　　那天當我開始健走之後，發現前方約180公尺處有位較年長的男士，看起來也像在健走，年輕氣盛又急著想證明自己的我便想試著追上他，也趁機和「當地人」打個照面，當然我必須加快走路的速度，但我有信心在短時間內迎頭趕上。

結果……還是算了吧。

儘管我試著努力追上那位男士，卻很快發現他離我越來越遠，就算他至少大了我20歲，仍然漸漸把距離拉遠而消失在我的視線中。就這樣瞎忙了大約10分鐘後，我決定放棄挑戰，同時感到顏面盡失。

與當地人打照面的計畫告吹，我也不該再對自己的健走能力感到自滿了。

接下來的幾天，我發現愛爾蘭人把健走視為再自然不過的事，他們每個人的身材都勻稱得不像話，雙頰散發出玫瑰色光澤，臉上則滿溢著對生活的熱情，這也是愛爾蘭人最著名的特色。我這才發現，健走是愛爾蘭人與生俱來的能力，也是他們保持健康、快樂的主因 —— 當然還有他們的音樂、故事和麥芽啤酒。這趟愛爾蘭之旅確立了健走在我生活中的神聖地位，因為我發現了健走激發活力的長遠價值。

最近待在紐約時，我從行人身上感覺到一股夥伴之間的友好情誼，他們全都在走路，但我想這並非為了保持健康，而是因為在曼哈頓，步行是最方便的移動方式。此外我還觀察到一個看來不尋常的現象 —— 那就是身材健美的人數比例極高。不同於我開設健走課程的舊金山灣區，紐約居民不太在乎自己的健走量，他們只是單純的認為走路是生活中的一部分，因為必須走而走，但最後大部分的人都在無形中使身材變得更好，而這就是健走的本質。

我的鄰居馬喬里今年86歲，每天都像進行儀式般外出健走，不論晴雨，一天2次，一次30-45分鐘，以她的年紀而言，馬喬里的身材好得沒話說。她現在仍獨自住在屋齡55年的老房子裡，會開車載朋友去看醫生，還在公立圖書館當志工、每週日上教堂，甚至在我們出遠門時幫忙照顧貓咪。馬喬里告訴我，健走促使她過著健康活力的生活，

她對於每天能起床外出健走更是心懷感激。馬喬里確實了解健走神奇的好處，對她而言，健走和上教堂一樣重要 —— 當然一樣重要 —— 畢竟健走啟發了她的心智、活化了她的身體，更豐富了她的靈魂。

　　我們的第一本書《氣功跑步》，希望讓想跑步的人了解跑步的確有可能無痛苦也無傷害 —— 畢竟很多人對跑步有這樣的迷思。

　　而本書則回到我們最先愛上的運動「健走」，此外，第8章會分享我們最喜歡的戶外活動「登山」。撰寫這本書的過程中，凱薩琳和我都了解到，原來健走對我們的生活竟有如此巨大的影響。凱薩琳這輩子走了不少路，從青少年時期就帶著愛犬花了難以計數的時間探索康乃狄克州；而我則在攀登科羅拉多洛磯山脈探索自我的過程中，度過了生命中最美好的時光，我的人生大多都在那裡度過，而凱薩琳搬來之後，也會在每個週末到科羅拉多高原探險。

　　（雖然這本書是由我和凱薩琳共同撰寫，但當你看到「我」出現，就表示這是我個人的想法；如果是凱薩琳的想法，書中會特別註明；而當你看到「我們」，則表示這是我們共同的意見。）

　　健走是一件很美好的事，也是許多人生活中的一部分，在許多歐洲國家，晚餐後散步是很常見的習慣。但不論你是否因為需要而開始健走，不管目的是享受步行或是增進健康，健走都是世界上最容易入門的運動形式。健走能在短時間內讓身材變好，對短期與長期健康狀態也影響很大。

　　對於想要開始執行健身計畫的人而言，健走不僅入門輕鬆、不會造成疼痛、過程有趣，還能提供重大且長遠的幫助。

　　氣功健走可以融入任何一種健走計畫，為你對健康和整體身心狀況的控管帶來無限的可能性。

順應生命之力

　　本書將會介紹自健走鞋發明以來最新穎的健走方式，我們會說明氣與健走之間的關聯，以及如何透過健走趨近一直深藏在體內的強大能量泉源。

　　氣功健走所運用的原則源自太極拳，這是一種以體內能量平衡為基礎的武術，在太極拳中，達成平衡既是方法也是目標，同樣可以套用在氣功健走上。舉例而言，你可以在生活中達到能量平衡（目標），只需要先對直脊椎以平衡自己的身體、配合平衡的健走姿勢，再加上一套良好的計畫（方法）。

　　10年前，透過朋友介紹，我第一次接觸到太極拳課程 —— 為了更了解父親所傳承的中國傳統，我一直對太極拳很感興趣。那一晚，我走進太極拳的上課地點，看著朱錫林（Zhu Xilin）大師以力量非凡卻優雅的方式教導學生，一股「回到家」的感覺強烈向我席捲而來，我感受到一陣熟悉的喜悅，就像在街上偶遇老朋友一樣，我立刻就知道這是我該追求的目標。接下來的兩年，我學會了一種連結身體和整體動作的全新方式，一種從身體中心開始、有意識的運動，而非放空大腦的隨意運動。當我和凱薩琳將太極拳原則應用於健走，並且將我們的發現分享給其他人之後，短期內就出現了驚人的成果，各種痠痛和疼痛都消失了，我們的學員表示自己可以走得更快、更遠，同時感到更輕鬆、更愉悅，而進行長距離健走的跑者也表示恢復期明顯縮短，甚至不需要恢復期。從此之後，我看著許多人應用氣功健走技巧，學習接觸、引導自己的能量（氣）流動，並從中獲得諸多益處，在生活中建立平衡與秩序。以下是一則特別振奮人心的故事，主角是美軍退休

將領，目前就職於哥倫比亞，進行防治毒品的工作：

凱薩琳：

我剛結束為期一週與哥倫比亞警方的合作，任務是鎖定並摧毀藏匿在叢林深谷中的古柯鹼製造廠。

一般的行動方式是先讓直升機降落在山脊線，人員接著急速下坡至製造廠，摧毀製造廠之後，就是最有趣的部分了，我們必須爬上陸坡回到直升機降落的區域，有時候攀登過程會超過1小時，因為掃毒人員配戴著將近20公斤的裝備。

那一週我將你們教授的原則應用在我的「生活」中，我沒有運用肌肉的力量爬上山，而是運用「氣」往上爬，我把注意力放在原則和專注要點上，而不是眼前嚇人的任務。結果這成了我從事這項工作以來最輕鬆的一週，和其他65位同僚完全相反，我每天早上醒來都感覺精神奕奕，隨時準備上工，彷彿前一天沒有進行任何任務。

第二天之後，我把你們的發現和工作夥伴分享，你們應該可以預期到，他也獲得了一樣的成果，所以我打算把這些要點傳授給哥倫比亞警方。

也許你們應該再寫一本關於攀登聖母峰的書。

祝好。

—— 凱文（Kevin）

我在舊金山向徐谷鳴大師繼續學習太極拳，也持續了解到氣的力量，以及學習運用這股隱形之力後所帶來的巨大影響。根據中國人的

說法，「氣」是帶給所有事物生氣的生命之力，流動於人體的經絡系統之間，氣就像電子流一樣，帶著能量穿梭於人體內，對體內器官、肌群和淋巴系統都十分重要。存在身體內的氣無法用科學儀器衡量，但已有無數案例記錄中國針灸的療效，可以治好小至失禁、大至癌症的病痛，一代又一代的中國人透過修習太極拳與氣功，學會感知並控制這股微妙的力量。不過在此得先澄清一件事：想要感知並控制體內的氣，不一定要先學太極拳。透過本書的氣功健走練習，你將學會如何打造出正確的身體環境，讓氣可以在體內自由流動，而練習「覺知五步驟」之後，就能學會如何善用這個無窮無盡的能量泉源。即使你不了解氣是什麼，還是可以學習氣功健走，你將會感受到更豐富的能量 —— 這才是關鍵。

對直身體

　　我開始教授健走課程的方法和所有優秀的太極拳師傅一樣，從專注在姿勢和對直開始。太極拳和氣功健走的教學都是以正確姿勢為入門練習，就像母親經常叮嚀的那樣，因為良好姿勢是後續所有學習內容的基礎。首先，你要學習如何將骨骼結構維持對直，讓肌肉放鬆，也讓氣在體內更加自由流動，當姿勢對直，身體的核心肌群就會發揮作用，四肢也可以盡量放鬆；接著你會練習如何不用腿部力量而是透過核心力量健走，這種健走方式較為健康，因為可以用更有效率的方式運動到全身，而不是只用腿部向前推進；最後，在加強核心力量之後，你會開始感覺到一股「內在力量」在體內成長，在生活中任何時間點都能加以利用。

聚精會神

　　氣功健走也會運用到你的心智力量，因為你必須專注在技術上，同時又要引領身體完成訓練，這種身心合一的能力是所有健身計畫中不可或缺的一部分。在氣功健走中，我們把這項身心連結能力稱作「身體感知」：心智負責「聆聽」身體的聲音，指導身體改善運動方式，然後再度聆聽，也許再進行一些調整，例如手臂擺動幅度加大，或是把頭抬高一些。這麼做可以建立心智與身體之間的溝通管道，創造出身體、心智和精神所需要的能量。舉例來說，如果你和我一樣肩膀容易緊繃，就必須學習運用本書中所介紹的放鬆要點，在健走時放鬆肩膀，一旦緊繃感消失了，能量便會再度不受阻礙的流動至肩膀，使你的頭腦清醒、活力充沛 —— 箇中的概念就是這麼簡單！

打造健康身體

　　在此先釐清一點：你的氣功健走訓練計畫會是一項持之以恆的健身計畫，而其中的益處就和所有心肺有氧運動一樣，我們會向你說明如何透過第5章裡12種類型的健走方式，打造出你生平最佳的身材。

　　氣功健走可以讓你以充滿活力又務實的方法打造及維持健康，不需要擔心其他運動會造成的緊繃、壓力或傷害，此外，這是一套完整的健身計畫，只要你願意，就可以達到更高的體能等級。透過氣功健走，你將可以從以下五大層面調節身體，執行一生受用的體能健身計畫：

1. 有氧調節
   - 保持肌群年輕與健康
   - 提升攝氧量，使肌肉活動更有效率
2. 心血管健康
   - 鍛鍊出強健的心臟
   - 預防心臟疾病
   - 促進血液流動至所有肌群與器官
3. 肌肉張力
   - 保持良好的身材與心情
   - 有助於提升平衡感
4. 柔軟度
   - 使運動更加容易
   - 提升靈敏度
5. 骨質密度
   - 預防骨質疏鬆症
   - 增強骨骼，降低骨折風險

如果你正在尋找安全又有效率的入門健身計畫，這本書非常適合你。

如果你正在尋找好方法從受傷、病痛或手術中恢復，這本書非常適合你。

如果你想為登山之旅或馬拉松等長距離健走賽事做準備，氣功健走可以協助你達成目標。

如果你希望透過健走培養出良好的身心連結、學習控制能量以及

發掘自己隱藏的潛能，這套計畫絕對會令你驚豔不已！

做出最佳抉擇，向目標直線前進

想擁有健康的身體就必須下定決心，成果並不會憑空冒出來。

本書內容是教你如何在各時間點做出正確決定，包括如何運動身體、如何運用能量，一開始最簡單也最重要的步驟，就是讓心智以及精神融入身體。

如前所述，開始練習太極拳時，要先對直脊椎與身體，讓氣的流動更加順暢，在正確對直的身體內，氣可以依需求流動至各處。相同的原理也適用於日常生活，當你一心朝向目標「直線」邁進，無論是減重、保持年輕或登山攻頂，你的氣將可以往這些目標流動。我收到非常多下定決心變健康的學員來信，氣功健走將他們的生活導向了一個全新的健康境界！以下就是其中一個例子：

> 嗨，丹尼：
>
> 我太太最近瘦了4.5公斤（其實我不該跟任何人說這件事），主要是因為運用了你教的方法健走。上個月我參加了你的課程，回家後把一些基本動作示範給她看，接著她開始運用上提和前傾的技巧健走。如今她每天健走，而且每次時間長約1小時。我太太的心率變得較低，心臟不會再劇烈跳動，整體而言，她感覺更健康也更快樂了。
>
> 謝謝你。
>
> ──格倫（Glenn）

氣的正向循環

　　當氣流動於生活中，你的能量會持續擴張、成長，而不是像漩渦一樣向下旋轉流入水溝。當你將氣功健走的內在專注要點融入生活中，你的氣 —— 也就是生命之力 —— 便能毫無阻礙的流動於體內，而你的生活會以正向螺旋的方式行進（圖2a），就像乘著上升氣流的老鷹一樣，輕鬆而優雅。

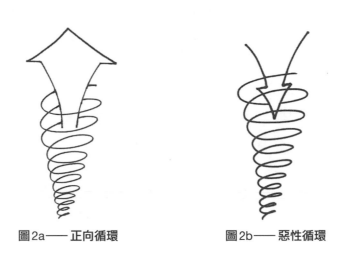

圖2a —— 正向循環　　　　**圖2b —— 惡性循環**

　　透過放鬆並做出正確選擇讓氣流動於體內後，在你身上便會發生奇蹟般的效果：關節、肌肉和韌帶可以更自由活動；能夠運用的能量變得更多；頭腦更加清晰、專注且精神煥發。一旦發生這些改變，你就更能做出正確的選擇，這就是我們所說的「氣的正向循環」，可以引導你走向通往健康幸福的正確道路。你所做的正確抉擇越多，就能擁有越多能量；擁有越多能量，就可以獲得越多內在力量，做出更多正

確的決定。

　　以下是我收到的另一封來信，這位先生徹底改變了自己的健康與人生：

　　　　我正在戒菸……我只想向你表達謝意，我現在感覺好多了，把
　　　　氣融入生活之後，一切都開始好轉了。最後再次感謝你。

　　　　　　　　　　　　　　　　　　　　　　　——卡爾文（Calvin）

如何使用本書

　　或許你也知道，嚴格執行一套健身計畫並不容易，有時候甚至像有惡魔在誘使你偷懶不運動。讀完這本書之後，你會發現健走並不如想像中簡單，為了克服上述的困難，我們設計了12種理想的健走類型，涵蓋體能和精神上的全面訓練。大部分的健身計畫只著重訓練身體，但練習氣功健走時，滿足的不只是你的體能需求，我們的目標包含體能健康、精神健康、情緒健康，你每完成一次健走，就會從頭到腳感到活力十足，因為運動時你運用了全部的身心。我們會介紹這12種完全不同類型的健走方式，帶給你各層面的挑戰與啟發，使你每一天都等不及想外出動一動。

　　想像這本書是說明書和食譜的結合，要是你運用漸進原則（第4章）來設計自己的健走計畫，堅持一貫的目標就會變得比較容易。重點在於對自己寬容一些，不要急著一口氣改頭換面，規劃計畫內容時要符合自身需求，讓自己願意投入並保持活力。而持續執行健身計畫的關鍵，就是讓內容有趣又吸引人，當你越享受自己的計畫，計畫就

越能融入生活中（就像我先前提到的紐約人、愛爾蘭人和馬喬里）。

　　建議你先像讀一般的讀物那樣讀一遍這本書，接著仔細重讀一遍，寫下筆記、在特別實用的部分劃重點，最後定期複習書中內容，以了解自己的練習進度。我也建議你用便利貼，標記自己最喜歡的專注要點和書中介紹的健走類型。切記，接觸機會越多，你就會越常利用這本書。努力不懈培養新的習慣，必然能成就正面的改變。

　　氣功健走不僅十分有趣，還有助於改善和維持健康及體態，現在就讓我們開始吧！

第1章

以健康為目標,以運動為方法

尤其重要的是,千萬不要失去走路的動力。

每一天,我都在走向身心健全的狀態,同時也遠離各式各樣的疾病。

走路時是最適合我思考的時間,

無論是多麼沉重的煩惱,只要走路,便能拋諸腦後。

—— 齊克果*

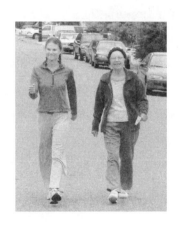

當愛德華·韋斯頓(Edward Payson Weston)跨過終點線,群眾熱情的大聲歡呼,人們聚集在道路兩旁,只為一睹韋斯頓的英姿並為他喝采。韋斯頓是19至20世紀著名的運動員,這位長距離健走好手曾經風靡歐美,在他聲名大噪的時期,健走成了一項十分流行的運動,而體育館也時常因為舉辦健走活動與比賽而人滿為患。

譯註
* 齊克果(Søren Kierkegaard),丹麥哲學家、神學家、作家,被視為存在主義之父。

　　韋斯頓也是當時熱門的醫學研究對象，他在67歲時接受了30位醫生的檢查，結果顯示韋斯頓的肌肉、肺部、肺活量、視力以及心智靈活度，都和他32歲時的狀態相同，韋斯頓甚至在60-70幾歲時還打破多項自己在年輕時創下的紀錄。

　　事實上，韋斯頓已經在不知不覺中進入了氣的正向循環，也就是氣功健走的終極目標。在練習氣功健走的過程中，當你的技術更加純熟，生活也經過周詳規劃，你的健康狀態與能量便會隨之提升。

　　如今許多人都忽略了健走其實是一種健康的戶外活動與運動，我們被光鮮亮麗的雜誌、酷炫的運動裝備以及新穎的健身風潮蒙蔽雙眼，忘記原本就深藏於體內的能力，其實只要踏出家門到戶外走一走，就能善用這種能力。氣功健走可以協助你探索健走的各種可能性，將健走潛藏的效果發揮到極致，透過氣功健走，你將可以擁有健康的身體、強化生命之力、提升體內能量並且度過精彩的一生。

　　如果要說我有多熱愛健走，可以說我透過健走找到了不折不扣的青春之泉，這聽起來可能太過誇張，但確實是我的真心話。我甚至可以引用難以計數的研究證明走路對健康的諸多好處，健走對於促進身心健康絕對有奇蹟般的效果。

當東方遇見西方：
將健走的效益發揮到極致

　　健走可說是全球最受歡迎的運動之一，單單以美國而言，就有將近8千萬人認為自己有健走習慣，而其中半數是為了「健身」而走。許多研究一再證明，健走可有效降低得到癌症、心臟病、中風、糖尿病

或其他重大疾病的機率，也有助於延長壽命，且相較於沒有運動習慣的人，習於健走的人對人生往往更加樂觀。

在我研究健走的過程中，有段文字令我印象十分深刻：「研究顯示，若50-60幾歲的成人有固定的運動習慣，未來8年內的死亡率會比沒有運動習慣的同齡人低35%。尤其是因為糖尿病、高血壓或吸菸而導致心臟病高風險的成人，死亡率更會降低45%。」（密西根大學醫學院與安娜堡照護中心研究員所進行的研究，發表於期刊《運動與訓練的醫學及科學》（*Medicine and Science in Sports and Exercise*），2004年11月號），健走為生活帶來的正面影響真的十分驚人！其中的差異堪稱生死之別。

然而，目前幾乎沒有地方可以學習正確的健走，大多數人似乎都覺得走路就像呼吸一樣自然，我們應該天生就會用正確的方式走路。事實上，一來大部分成人的呼吸方式其實都不太正確（我們會在第3章說明正確的呼吸方式）；二來大部分人的走路方式會導致不良運動習慣，不僅限制了能量的流動，甚至可能造成體能每況愈下。

此外，和呼吸非常不同的是，幼童必須極為費力和專注才能學會走路，而他們也學得很好，想一想當我們看到小孩跨出人生第一步時心中充滿的喜悅，彷彿孩子找到了癌症解藥。不過你知道嗎，走路或許真的可以治療癌症！（有研究顯示健走可降低罹患特定癌症的機率。）當然，學步中的幼童剛開始可能會踉蹌、跌倒，看起來有點像科學怪人在走路，但小孩已經具備了以完美姿勢走路的要件，換言之，幼童在模仿年長孩童走出「自我風格」之前，都是用正確方法走路。最早從4、5歲開始，小孩會改變姿勢和走路習慣，也就是開始模仿大人的動作，然而，大人已經養成了一些很糟糕的習慣：癱坐在椅

子上、在桌前弓著身子、翹二郎腿、站立時挺直膝蓋、髖部往前推，這些動作都會導致骨骼和關節以不自然的方式運動。

　　我們無法自然以正確的方式走路，背後有許多原因，因為我們承受了各種壓力和緊繃感，使身體變得歪斜、不平衡又僵硬。人體中最常處在緊繃狀態卻不自知的部位正是骨盆和髖部，也就是走路時最需要運用的部位。髖部呈現僵硬狀態會使脊椎歪斜、腿部過度使力，最後導致受傷與長期疲勞，大多數人的走路方式經常引發背痛、膝蓋痛、足部問題、脛骨裂傷、坐骨神經痛以及各種常見疾病。我在路上觀察到的大部分男性，往往完全依靠腿部力量走路，骨盆沒有任何運動，這種行走方式會過度使用髖部，使得脊椎在走路時無法活動，隨著年紀增長，這些人會因為使用過度而必須接受髖關節置換手術，脊椎也會因為缺乏運動而開始萎縮或脫節。另一方面，我觀察到許多女性走路時沒有運用足夠的核心力量，反而是骨盆側邊運動過度，這在晚年會引發各種類似上述的下背痛和髖部問題。不過，只要在早期建立良好的走路習慣，就能避免以上兩種情況發生。

　　舉例來說，氣功健走的基本原則之一是由上半身引導。你可以試著觀察4歲以下的兒童，他們走路時都是由上半身引導，接著觀察14歲以上的行人，幾乎所有人都是髖部在前，並運用腿部將身體向前拉動。無論你相不相信，人的腿部其實沒有拉動身體的功能，而是必須仰賴身體中心的力量，也就是運用核心帶動腿部，核心肌群是由深層肌肉組成，在人體運動時可以穩定骨盆。我們一直以來都以為走路要用雙腿 —— 錯了，大錯特錯！走路時應該要運用全身，我們運動時的能量源自皮拉提斯所稱的核心，太極拳則稱之為丹田。

　　你知道〈山谷裡的農夫〉（The Farmer in the Dell）這首童謠嗎？歌

詞是農夫帶著妻子，妻子帶著小孩，小孩又帶著保母，描述的正是農場內最有效率的運作方式，甚至一路延伸到老鼠帶著乳酪。換個角度來看，我們現在的走路方式，就徹底違背了自然法則，由乳酪帶著老鼠，老鼠帶著貓，貓帶著狗……如此延續下去，最後以妻子帶著農夫作結，那農夫跑去哪兒了？

氣功健走的童謠聽起來大概會像這樣：

大腦引導身體對直，
身體對直帶動前傾，
前傾帶動脊椎，
脊椎帶動骨盆，
骨盆帶動腿部，
嘿吼、嘿呦，身體向前動。

然而，大部分的人都不是用上述的方式走路，而是過度使用腿部，將身體又推又拉的向前移動，身體中心則呈現軟弱無力的鬆垮狀態，髖部僵硬、沒有彈性，頸部和下背部則因為扭轉、沒有對直而感到疼痛──哎喲！用這種方式走過一生簡直太沒道理了！現在我要點出一些事實，雖然殘酷，但絕對中肯。現代人走路大多都有這些壞習慣，大部分人的走路效率只有50%或更少，身體沒有對直、核心肌群又缺乏力量，導致身體不平衡、效率低落，甚至經常引發疼痛或不適。

我的許多學員對於參加健走賽事很有興趣，因為這項目標挑戰性十足，但健走8-16公里或是半馬到全馬的距離可就有點嚇人了。這些跑者很快便發現隨著健走距離加長，自己走路的方式會引發不適、疼

痛甚至導致受傷，這是因為他們已經達到原本走路習慣的極限，而正是這種習慣阻礙了進步、限制了發展。

練習氣功健走五步驟時，第一個步驟是對直身心，也就是矯正姿勢，光是做好這個步驟，就能解決上述大部分的問題。你將要學習的健走習慣可以促進體內能量流動、舒展緊繃的關節，並且使身體更自由運動，而這股自由的感覺可以幫助你勇敢做夢、達成目標，無論你的目標是減重、完成健走馬拉松或只是想保持心情愉快。

氣功健走中的「氣」

為了打造出真正有益於全身健康的健走方式，你必須先從大腦著手。氣功健走也可以稱作「聰明健走」，因為練習氣功健走時，必須由大腦指揮身體，同時身體要回應大腦。

氣功健走的最終目的，就是將走路變成每日修練之後，精通這項運動。而在修練過程中，你將學會提升運動效率的技巧，以及如何引導並轉化體內能量。有意識的運動加上能量在體內自由流動，可以幫助你一輩子保持健康與活力，並且讓健走成為一套完整的身心健康計畫。

氣功跑步的原則來自太極拳，而太極拳則是透過研究大自然與動物的運動方式所產生的中國傳統武術，經由太極拳大師代代傳承下來，我的師傅徐谷鳴是全球知名的太極拳大師，他的所學正是從中國一脈相承而來。太極拳源自對人體的深刻理解，足以發掘人體中適應、改變與學習的潛能，從最根本的內涵看來，太極拳就是一門研究能量、氣或生命之力的學問。透過練習太極拳，我們可以運用特定的

運動方式，培養並引導體內的能量，其中有些方式十分簡單，卻效果十足。對直脊椎、運用核心肌群並放鬆其他部位，你就能運用取之不盡的能量，例如當你發現自己在長時間的交響音樂會中開始打瞌睡，只需要坐直，前一刻所感受到的疲勞便會瞬間消失，使你充滿活力、頭腦清醒，剛好趕上演出最精彩的部分。

要讓氣在體內順利流動，你必須先開啟可以自由流通的管道，任何歪斜的骨骼結構或關節的緊繃感，都會阻礙能量流動，就像花園澆水管因為捲曲造成水流阻塞一樣。這時就是五步驟登場的時刻，首先你必須讓姿勢對直、運用核心力量，再使身體維持平衡，如此一來，氣就能從頭到腳順暢流動。最後，你將可以主動引導並運用這股能量推進向前。

此外，當身體確實對直，你也同時與自然之力連成一線，重力將助你一臂之力，你的身體則成為大自然的導管，使存在自然中的氣可以流通於體內。只要在身體中創造適合流通的環境，氣便會自然流動。

聰明健走：全新的常態

我非常享受健走帶來的一切好處，尤其是可以自由探索新場所這一點。我也熱愛挑戰自己，例如在較困難的地形健走、延長健走的里程數，以及我個人的最愛：持續專注於自己的呼吸，同時測試自己能走多久。有一次我持續走了45分鐘，那絕對是我最難忘的體驗之一。

現今馬拉松健走已成為數百萬人的運動目標，同時也象徵健身的新境界。最近的一份調查顯示，超過70%有健走習慣的人在受訪時表示，自己有很高的意願為馬拉松或其他長距離健走賽事進行訓練或參

加比賽，更有將近 3,800 萬名美國人認為自己有走路「健身」的習慣。我認為最令人嚮往的健走境界，就是能夠探索內在自我，同時了解自己如何運動、如何提升運動效率。目前我們只是觸及所謂促進身心靈連結的皮毛，當我們運用身體深刻完整的學習，便可以進一步了解自己的精神、情緒甚至心靈，幫助自己進步與成長，成為更好的人。將瑜伽或太極拳當作修練的人深知這一點，瑜伽豐富、古老又充滿靈性的起源和太極拳十分類似，都是透過運動身體尋求自我理解與進步。

　　練習氣功健走時，我們會應用這些古老、傳統的知識，但千萬不要因為你對這種身、心、靈的思想不感興趣而打退堂鼓，如果你只是想學習一套完善的健身計畫，本書仍舊可以滿足你的需求，這項主題甚至佔了大部分篇幅，一定能對你有所幫助。我們會著重於打造良好的健身基礎，同時向你說明這些體能上的鍛鍊如何為精神與情緒狀態帶來強大而正面的影響。

　　書中的五步驟訓練法會透過扎實的體能練習幫助你打下基礎，使你一生都可以用健康的方式健走，這可是非常重要的一點。我還記得我的第一位太極拳師傅朱錫林曾說過失去走路能力的後果 —— 當我們再也無法像從前那樣輕鬆、靈活的走路，便是老化真正席捲而來的時刻。能夠在走路時專注、優雅的向前推進，有助於我們在生活中保有相同的特質，讓我們從深層能量的源頭獲知自己將邁向何方以及背後原因，如此簡單卻效果十足。

　　我們都不該將走路的天賦視為理所當然，在練習氣功健走的過程中，你必須運用大量的心思完成簡單的走路動作，這是對自己的身體表達尊重的機會，也是心懷敬重走過人生的方式，即便你沒有理由非要這麼做，也不妨給正跨出人生第一步的孩子做個好榜樣。即使你是

健走愛好者，也能從過程中發展出新的可能性，使自己超乎想像的更加熱愛健走，就如同與另一半結婚多年後，又更深入認識他/她全新、從未發現過的一面，讓你再次愛上同一個人。

　　氣功健走所帶來的影響十分深遠，以下是一些學員來信的感想：

> 我很喜歡在住家附近的山坡和林道健走，但我一直覺得健走實在太費力了，光是短短的一段山路，就會讓我的雙腿行動遲緩、疲累不堪。經過你們的協助，我簡直不敢相信氣功健走所帶來的改變，山坡彷彿變成了平地，我卻還是可以享受山上的美麗景致。我比過去走得更遠、更快……我確實再次愛上健走，實在太感謝你們了。
>
> ── 凱倫（Karen）

> 我在一次馬拉松健走的第29公里處，感受到非常奇妙的體驗，當時我疲累不堪、雙腿痛得要命，連想都不敢想接下來的13公里該怎麼辦。我一直猶豫是不是該直接停下來，接著我想起你們的建議，於是專心調整我的姿勢、縮小步伐、稍微前傾。一開始我並不確定自己的作法是否正確，但才過了一下子，我就發現自己正順利往前邁進，而且再也感覺不到疲勞。剛開始我還沒發現真正的效果，一直到第34公里時，我再度恢復良好狀態、活力充沛，足以應付剩下的8公里。當然我並不認為馬拉松健走很容易，但我在比賽結束時確實覺得狀態很好，而且我非常滿意自己可以達成目標。
>
> ── 凱文（Kevin）

　　氣功健走可以幫助你以平衡的方式走路，使走路姿勢更優雅、對稱，透過健走你將會感受到自己身體的能量與力量，因為當你以平衡的方式運動，身體的緊繃感會降到最低，體內流動的氣則會大幅提升，最後，優雅、平衡的運動就不再只是一種走路方式，而是一種生活態度。

第2章

覺知五步驟

人類是一件多麼了不起的傑作！

多麼高貴的理性！多麼偉大的力量！

多麼優美的儀表！多麼文雅的舉動！

在行為上多麼像一個天使！在智慧上多麼像一位天神！

宇宙的精華！萬物的靈長！

—— 莎士比亞（William Shakespeare），《哈姆雷特》（II, ii）

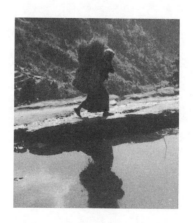

為了幫助你有效學習氣功健走姿勢，並且讓健身計畫發揮最佳效果，我們開發了一套五步驟學習流程，在這一章，我們會一一說明各個步驟，以及如何實際應用五步驟，達到一生健康、活力充沛的目標。本書會介紹應用這套學習流程的各種方式，我們也建議你將這

套流程運用在生活中需要全神貫注做選擇的時刻。

　　步驟 1：對直身心
　　步驟 2：運用核心
　　步驟 3：建立平衡
　　步驟 4：做出選擇
　　步驟 5：邁步向前

　　練習氣功健走時，一切都必須從對直開始，先對直身體，再一心朝目標直線邁進，當身心合一，你就能善加運用核心肌群。接著你必須學習如何在運動時建立平衡，這包含身體與能量上的平衡，在如此堅固、扎實的平衡狀態上，你將能做出健康、明智的選擇，不管在健走或是面對人生之際，也都能邁步向前。當你中途遇上困難，那就是再次執行這套流程的時機：檢查身體是否對直、運用核心肌群等，重複這些步驟可以創造出氣的正向循環，有助於強化身體穩定度、提升體內能量，以及拓展、延伸視野。在這樣的基礎上，你可以充滿自信的選擇下一次的路徑或目的地。

步驟 1：對直身心

　　我最喜歡的奧運項目是跳水比賽，頂尖的跳水選手在跳離跳水板後，無論做了多少次空翻或扭轉，進入水中的瞬間，一定會盡可能保持最直、最流線型的姿勢，盡量避免濺起水花，她的雙臂、脊椎和雙腿絕對都呈現完美的一直線。

　　觀賞芭蕾舞者踮腳轉圈時，你可以觀察到舞者的身體也呈現同樣完美的直線，她會拉直脊椎，讓身體盡可能往中軸靠近，如果想加快旋轉速度，只需要將雙臂或雙腿再往身體中心線拉近，就能立刻加速。重點在於，身體對直可以大幅提升工作效率，無論你是自行車選手、舉重選手、賣場店員或聲樂家。

　　練習氣功健走時，必須先從對直姿勢開始，這個步驟能確保身體更加平衡、更有效率，對我們的生活也會產生相同的效果。從太極拳的角度而言，所有動作都是源自脊椎，當脊椎拉長、拉高、拉直，氣便能更輕易流過脊椎，就像比起彎曲的管線，水在直線水管內可以更順暢流動。

　　我會在本書中介紹幾種源自太極拳的氣功原則，這些原則不僅是氣功健走的基礎，更是我們都必須遵循的一套自然法則。其中一項氣功原則稱為棉裡針，也是對直身體的核心概念。

棉裡針原則：向中心聚集，放鬆其他部位

　　棉裡針原則是氣功健走中源自太極拳的基本原則之一，以太極拳的角度而言，所有扎實的動作都是源自於此。棉裡針一詞指的就是一根針插在一團棉球中的狀態，在學習太極拳這套古老武術的過程中，所有習武者都應該將這一幕謹記在心。「針」指的是一條垂直穿過人體橫向轉動軸的細長直線，順著脊椎延伸。修習太極拳，就是要練習將能量（氣）向這條中心線聚集，並且從中心線開始所有的動作。

　　以氣功健走的角度而言，你的脊椎就是「針」，而肩膀與雙臂、髖部、腿部則是「棉」，當你向中心（針）聚集越多能量，就必須更進一步釋放集中在身體末端的能量，同時想像這些末端部位如棉花一般輕

盈。如果你的四肢既緊繃又僵硬，氣就難以從身體中心流向雙臂與雙腿，導致四肢無法輕鬆活動。此外，如果肌肉或關節處在僵硬狀態，更會限縮你的運動範圍，練習氣功健走時，你必須學習如何放鬆過度用力的髖部與腿部肌肉。

　　如果你想透過簡單易懂的視覺畫面理解棉裡針原則，那麼不妨在家中的直立式洗衣機運轉時打開上蓋，觀察中央軸心前後擺動。洗衣機的軸心以自身中線為中心轉動，同時帶動水和衣服旋轉，衣服旋轉的動力完全來自洗衣機軸心，此外由於衣服呈現「流動狀態」，因此不會對軸心造成阻力。試著在走路時將上述畫面（或是任何有助於你理解的例子）融入身體，你將會感覺到步伐達到一種全新、流暢的境界，務必記得你的身體中心是所有動作的根源，而雙臂與雙腿都是身體中心的延伸，下一段我們便會說明為何對直身體如此重要。你可以隨時隨地練習應用棉裡針原則，事實上，棉裡針原則或是其他氣功原則的練習永遠不嫌多，就像你絕對不會覺得自己吸進太多新鮮空氣一樣，這麼做百益而無一害。

對直身體

　　當身體姿勢對直、骨骼結構也對直時，你的體重會落在骨骼、韌帶與肌腱的強健結構之上，而不是由肌肉負擔重量。當然，我們必須運用特定肌群支撐身體，但在保持良好姿勢的狀態下，提供支撐的沉重工作要由骨骼結構負責，就像摩天大樓的鋼梁鐵柱一樣。

　　當肌肉被迫負擔骨骼的工作，我們就會感到肌肉緊繃、僵硬，例如大多數背部疼痛的原因就是姿勢不良加上肌肉用力過度，因此對直身體及脊椎是非常重要的步驟。步行中要對直身體時，最實用也最容

易的方法，就是盡量讓身體部位朝向前進方向，而確保自己成功讓身體
對直的最佳方法，就是盡可能避免身體左右與上下晃動。走路的重點
之一，就是保持雙臂、雙腿與雙腳統一朝向前方運動，也就是對直你
所要前進的方向。

當肌肉擺脫不必要的負擔，便能完整延展、放鬆與活動，這和正
確練習瑜伽的道理相同。我在進行健走教學時發現，最嚴重的問題並
不是學生的肌力不足，而是緊縮與緊繃限制了肌肉正常的活動範圍。
如果肌肉能夠放鬆、以正確的方式運動，自然就會獲得充足的鍛鍊
量，而強健且呈直線的骨骼結構則可以幫助你以更自由、更快樂也更
輕鬆的方式運動。

良好的姿勢也有助於提升肺活量，使呼吸更輕鬆也更深層。我曾
遇過學員信誓旦旦說自己患有「運動引發性氣喘」，但其實他們只是需
要學習如何站直，好讓氧氣進入肺部深處。在第3章〈氣功功法〉中，
我們會詳細說明呼吸的方法。

對直身體的好處不只如此。當身體對直，不僅大幅降低了受傷的
風險，更能有效提升運動效率與大腦清醒的程度。

能量一致

如果你的生活（或是健走計畫）是一部電影，你的大腦就是導
演，負責遴選工作團隊，並依據電影的整體風格替人員安排適當角
色，導演的職責也包含決定場景、調度燈光以及挑選合適配樂，奠定
整部電影的基調。讓上述元素排列呈一直線就是導演的工作，如此一
來，團隊全員才能朝著相同的目標邁進。導演必須有遠見，要預想電
影在大銀幕上所呈現的樣貌，並了解如何實現這項目標，除此之外，

也要控管電影的預算與完成時間。因此，一位優秀的導演必須具備前瞻性以及務實的特質。

　　你的大腦必須發揮導演的功能，先考量目前的生活目標，再規劃出符合且有助於這項目標的健走計畫。在第7章，你會學習如何評估自己的目標與能力，並規劃一套可持續又有益於健康的健走計畫。首先你必須全心投入，讓自己向願景直線邁進，當你的大腦、心與最深層的渴望目標一致，你的成就將不可限量，只要使能量維持一致，任何健康或健身計畫都能順利進行。

　　能量一致指的是確實且深入的幫助自己達成目標，也就是準備好迎接未來的任何挑戰，同時深知自己踏出的每一步，都是往正確方向邁進一步。能量一致也代表你願意誠實面對自己，對自己的目標有實際規劃，即使在努力的過程中遇上困難，依然不忘自己的願景。當然，在過程中總會有懷疑自己的時刻，但只要你謹記自己的願景，這些懷疑不過就是腦中的微小雜音，而不是需要千萬大軍才能擊敗的三頭巨獸。能量一致就是了解自己的渴望，並且一心朝目標邁進。

對直身心：對直身體與能量一致

　　保持身體對直可有效提升身體的力量與能量，而能量一致則可以讓你充滿力量與能量！無論哪一種方式，對直身心這項步驟都能大幅提升能量與平衡感，你也會感受到從核心湧出的充沛活力。

　　氣功健走技巧可以幫助你減少不必要的走路動作，朝著目標直線前進，因此當你做出有助於改善健走技巧的決定，你的健走方式將會更有效率；當你做出有益於心智的抉擇，你的生活方式也會更有效率，因為你能夠隨著自己的意向朝目標邁進，同時遠離一片混亂的精神狀

態。在這樣的抉擇過程中，你將會更深刻感受到自我。

步驟2：運用核心

　　你能想像一棵樹沒有主幹嗎？樹木最強韌的部分就位在底部，也就是樹根連結樹幹的地方，相同的原理也適用於人體，人體最強健的部位就是核心，負責支撐和樹木相似的身體主幹。提到具有強健核心的事物，我立刻會聯想到力量與穩定這些詞彙，而許多不同的宗教和文化傳統，都認為人體核心部位就是人體中心。以皮拉提斯而言，腹部肌群被視為人體的核心能量來源；在日本，武士將其稱為「hara」；而中國文化則將這個部位稱作「丹田」。這些不同傳統都有一個共同點——身體核心部位都被視為力量與能量的源頭，無論是從生理或能量的角度而言都是如此，這也是為何鍛鍊這個部位的時間越長，感受到的自我意識就越強大。

　　以身體功能而言，核心負責讓身體在活動時保持垂直並合而為一，這可不是簡單的差事，所以將注意力放在核心部位是非常重要的事。徐師傅總是提醒我們放鬆肩膀與髖部，讓所有的動作從身體中心出發，當我確實做到這一點，便發現這種運動方式效率高得驚人。

　　核心肌群是負責穩定骨盆的肌肉群，無論你呈現坐姿、站姿或正在跑步，每當你呈現直挺的姿勢，核心肌群會幫助你維持脊椎直立，也可以帶動雙腿向上提。然而當你的核心肌群軟弱無力，直挺站立就會變得較為困難，也會導致你在走路、站立或以任何方式運動時，雙臂和雙腿必須更加用力。

　　維持穩定是我們都希望達成的目標，我們希望家庭穩定、工作穩

定、運動表現穩定，或是在滑雪時保持穩定，沒有人喜歡不穩定的狀態。而鍛鍊強健的核心，有助於你以更有效率的方式健走、以更輕鬆的方式運動，當身體中心的肌群既強壯又健康，身體其餘部位就無須花費相同的力量完成體能工作。

同樣的道理，以情緒層面而言，如果你擁有強壯的「核心」，也就是強烈的自我意識，就能較輕鬆的度過人生中的困境，因為你在面對未知的狀況時，仍有能力保持穩定 —— 例如當你受到眼前華麗甜點的誘惑時。換言之，鍛鍊強健的身體核心是一回事，而培養強韌的內在自我意識，則是要在必要時運用意志力。當你在走路時確實感受到自己健壯、直挺的狀態，你所累積的自信心便會傾瀉而出，擴散至生活中的其他領域，而你也會開始體驗到所謂「由核心而生」的狀態：與人互動更集中專注，一言一行更深思熟慮，精神層面也更穩固踏實。

擁有意志力指的是確實了解自己的目標，並且能維持自己的專注力與能量直到完成目標。意志力和你對自己的長期願景密不可分，舉例來說，你的願景可能是擁有強壯、健康的身體，而當生活中發生了牴觸願景的事件時，就是意志力發揮作用的時刻。例如你正準備下班去從事每日例行的健走，同事卻邀你一起吃披薩，意志力會在此時向你的願景說好、向披薩說不，於是你決定外出健走。

如果你的生活沒有核心，也沒有以深層意念為基礎，很容易就會被外在事物「動搖」，像是最新的熱潮或是最耀眼的小玩意，正如一句話所說：「如果你不為某些事情堅持原則，任何事情都會讓你跌倒。」*

大部分人都認為隨著年紀增長，我們必須做足準備因應逐漸變弱的身體穩定能力，畢竟老年人的死因有一半以上都是不慎跌倒。太極拳、瑜伽和皮拉提斯是解決以上問題的三大熱門運動，目前也有許多

---

* 　原文為 "If you don't stand for something , you'll fall for anything."

適合各年齡層的核心強化運動，可提升身體穩定度並減緩核心肌群的流失速度。研究顯示，長者定期練習太極拳可有效改善身體平衡感，而透過練習氣功健走，你所踏出的每一步都能鍛鍊到重要的核心肌群。

　　必須特別注意的重點是，身體穩定度奠基於彈性，而非僵硬的姿勢，就像太過硬實的樹木可能會因為暴風的力道或大量積雪的重量而斷裂。另一方面，椰子樹的特性總是令我感到十分訝異，風和日麗時穩穩矗立，颶風來襲時仍安然無恙，同時兼具強韌、穩定以及彈性的特質，就是椰子樹年復一年屹立不搖的祕訣。相同的道理也適用於人體，就如太極拳大師可以維持穩定與集中，同時也能靈活又流暢的面對對手。

　　因此，核心的職責就是驅動身體、保持平衡並運用力量，本書將會引導你運用並強化核心，讓你所做出的每一個動作，都源自這個穩定而順暢的起點。

　　由於大多數人從未體驗過核心運作的感覺，以下這項快速的小練習可以幫助你感受運用核心的效果，整個過程僅費時1分鐘，你只需站好、放下書本，跟著以下步驟練習即可：

- 站直且雙腳併攏。
- 放鬆整個腹部，包含髖部與骨盆周圍。
- 將身體所有的重量沉向左腿，停留1秒鐘後換腿支撐，將所有重量沉向右腿。
- 接著重複換腿數次，將重量輪流放在左腿與右腿。

　　你應該注意到了，當體重輪流落在其中一腿上，骨盆會左右擺

動，就像在模仿性感偶像梅・蕙絲（Mae West）的招牌走路姿勢一樣。

　　現在我們要再做一遍相同的練習，但這次你必須運用核心的力量，練習方法如下：

　　站直並讓骨盆呈水平，也就是運用下腹肌將恥骨向上提，讓骨盆呈現水平狀態後，再次進行相同的練習，來回將體重放在左腿與右腿。你會發現確實運用核心肌群時，骨盆就再也不會左右擺動（圖4b），很神奇吧！

　　如果你沒有確實運用核心肌群，骨盆便會失去支撐而左右擺動

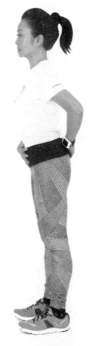

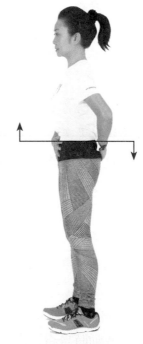

圖4a──沒有運用核心肌群　　　圖4b──確實運用核心肌群，骨盆呈現水平狀態

（圖4a），而缺乏支撐也會加重髖部與下背部的負擔。如果你想觀察沒有運用核心力量的步行姿勢，只要看看時裝秀中任何一位模特兒在伸展台上的走路方式，你會發現她們的髖部明顯擺動，這表示核心肌群沒有發揮作用，你絕對不會看到任何奧運選手或芭蕾舞者用這種方式走路。

　　當你確實運用核心力量，身體其他部位就可以、也應該放鬆，這一點十分重要，因為核心正是氣的源頭，也是所有力量的發散部位，如果你的核心夠強健，雙臂和雙腿就可以放鬆，成為能量在體內流動的導管。

　　核心力量與內心強度及意志力有所關聯，強健的核心可以讓你具備明確引導自己的能力，詩人惠特曼（Walt Whitman）對此描寫得恰到好處：

> 滿懷確實的肯定，身軀挺直，
> 勻稱如桁梁交錯，橫木銜接，
> 矯健如馬匹，熱情、倨傲，渾身是勁，
> 我與這神秘並立於此。
>
> 　　　　　　　　　　　　——惠特曼，〈自我之歌〉*

　　運用核心的美好之處就在於，你的站姿、步行甚至生活，都會漸漸以體內那股穩定而集中的感受為基礎，你也會對健走有全新的認識，因為走路時你會更有自覺。當你更專注在自己的動作上，就能注意到自己在運動時是否感到疲勞或效率低落，接著你可以運用氣功健走專注要點進行適當調整，讓自己回到正常狀態，繼續優雅的向前

---

* 《草葉集》，方達仁譯，人本自然出版社。

走，這個過程就是所謂的「建立平衡」。

步驟3：建立平衡

　　每兩週一次，我在女兒就讀的華德福教育幼稚園擔任志工協助班級活動，我對幼稚園老師瑪莉安和奈蒂的表現嘆為觀止，她們竟然有辦法和22名5歲小孩共同創造出平衡與和諧的氣氛，非常不可思議。從一天的開始到結束，整個過程都非常順利，不但有連貫性、意圖明確，進行的節奏也十分自然，孩子們學習如何勞動、遊戲以及彼此相處。老師明確示範每件事都有適合進行的時間與地點，教導孩子以平衡有條理的方式生活，而活動與活動之間有所謂的轉換時間，例如他們會用唱歌回顧剛才完成的活動，或是預告即將進行的活動，課程內容包含充裕的戶外及靜態活動時間，同時也訓練孩子運用想像力、促進心智發展。幼稚園每天都會供應熱騰騰且營養豐富的點心，我女兒也漸漸愛上這些食物 —— 糙米、小米與燕麥等富含營養的全穀類加入水果、堅果和種子一起烹煮。

　　乍看之下，幼稚園的一天非常簡單易懂，但在深入觀察之後，我發現幼稚園完美實踐了平衡的真正價值，一切都不多不少、不快不慢，恰到好處。這些孩子正在學習以平衡的方式生活，而這套方法所帶來的益處將會延續一輩子，我真希望自己小時候也在這樣的幼稚園學習。

　　我們都應該過著目標明確、平衡且健全的生活，但我們之中有多少人真正過著這樣的生活？有時候生活只是像忙著做損害控制對吧？然而，氣功健走可以提供你創造均衡、健全生活的完美配方，練習氣

功健走的過程中，你可以規劃一套健身計畫，讓身體維持平衡、精力充沛並隨時準備好面對挑戰，當然也能幫助你維持健康、活力、身材勻稱。

以太極拳和氣功健走而言，建立平衡是我們的中心目標，而對直身心與運用核心則是建立平衡的手段。身體平衡是構成扎實、高效率健走技巧的重要一環，心智上達到平衡，則有助於你打造一套真正符合需求的健走計畫，在現實生活中，平衡更是蛻變成為全人的關鍵。

「平衡」這個概念的有趣之處在於有一個中心的存在，而一切事物都要圍繞著這個中心，沒有中心就不可能達到平衡，例如當你確實運用核心之後，下一步就是以身體核心為中心平衡的運動。建立平衡其實就是一個持續、穩定意識到身體中心位在何處的過程。

生理平衡

與之前一樣，從身體開始建立平衡是最容易的方法，當你平衡的向前走動，核心會扛起大部分的責任，四肢的工作則減少至合理、適當的範圍，最費力的工作都由核心肌群負責。然而，有時候身體長期習慣以不平衡的方式運動，導致你誤以為自己維持在自然而「平衡」的狀態，但事實上，你的身體並沒有呈現真正的平衡與直線狀態，最後你的健康就會因為過度耗損而逐漸走下坡。以下就是身體不平衡的例子之一：如果在步行時上半身過於後傾，則腿部必須往前延伸（圖5b），便會對雙腿與下背部造成過度的壓力與緊繃，當你用雙腿把自己向前拉動，就是在運用較脆弱的肌肉進行粗重工作，這正是不平衡的走路方式。在真正達到平衡的步行過程中，身體應該朝前傾，腿部則向後擺動。（圖5a）

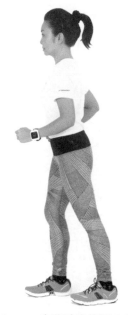 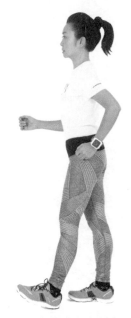

圖5a—— 走路時步伐朝向後方　　　　圖5b—— 走路時步伐朝向前方

　　練習氣功健走的過程中，我們也會向你示範如何透過健走在生活中建立能量平衡。如果你覺得壓力沉重不堪，我們會教你如何運用健走放鬆；如果你感到昏昏沉沉、心不在焉，我們會告訴你如何運用健走找回專注力。學會察覺自己處在不平衡的狀態之後，你就能做出選擇，讓自己回到中心。

　　如我先前所述，當你處在平衡狀態，身體就可以更省力的運動或支撐，而當身體失去平衡，肌肉就必須去彌補不平衡的狀態。舉例來說，伸長頸部時，頸部肌肉需要更加用力才能支撐頭部重量；而髖部過於向前延伸時，臀大肌和股四頭肌就必須負擔髖部原本的工作，同時脊椎椎間盤也會受到壓迫，簡直是三倍的不妙。

　　針對氣功健走姿勢，我們要追求各種層面上的平衡與對稱，首要之務當然是確認身體以核心為中心呈現完美的對稱。花些時間站在全身鏡前，觀察身體的左側與右側，肩膀是否一高一低？右腳是否朝外而左腳朝前？頭部是否不偏不倚在頸部上方？還是向一側歪斜？髖部是否保持水平？雙臂是否對稱擺在兩側？或是呈現不同的角度？任何不對稱的狀態都可能導致疼痛、受傷或使走路更費力，因此當你發現不平衡之處，一定要有自覺的矯正，讓身體重回平衡狀態。

　　身體維持平衡時，不僅會讓你的動作更有效率，在生活中進行各種運動也會更安全，這一點對年長者尤其重要，而我們有一天都會成為其中一分子。

心理平衡

　　當你在精神與情緒上達到平衡，你的生活就會更平穩，不會產生嚴重波動，你也可以對任何阻礙更處之泰然，就像太極拳大師一樣，向對手反擊時依然保持穩定。如果你處在精神或情緒不平衡的狀態，就等同於切斷了體內的能量供給，對未來憂心忡忡或是對過去念念不忘，都會讓你失去平衡，無法專注於當下 —— 也就是你的中心。以下是個常見的例子：如果你正在執行減重計畫，卻太過執著於降低體重，可能會導致飲食不夠充足，使得身體必須攝取的營養平衡大亂，這種缺乏能量的不平衡狀態將會引發不健康且失衡的欲望。

計畫平衡

　　執行健走計畫時，務必確保你的訓練方法維持穩定平衡，千萬不能將所有訓練內容集中在週末，而是要試著在一週內平均分配健走頻

率。一套平衡的計畫必須包含各種以健康方式鍛鍊全身的健走練習，畢竟我們很容易過度重視心肺訓練健走，而忘了運用有氧健走或放鬆健走來平衡訓練內容。

步驟4：做出選擇

我要在這裡向各位公開，我曾經是影集《銀河飛龍》[*]的狂熱粉絲，如果你對《星際爭霸戰》系列作品不怎麼有興趣，還請你包容一下。影集中我最喜歡的一集是企業號（主角的太空船）遇上時空扭曲，結果太空船分裂成為百萬艘企業號，而每艘太空船都代表時間中每一刻的各種可能性。其中一個角色武夫（Worf）發現事有蹊蹺，因為他眼前的現實不停改變，同時他也看見了如果自己做了不同選擇，會導致何種不同的結果。

我們在生活中做出一項選擇之後，其他的可能性就會消失，接著我們會朝著決定的方向前進。包括選擇結婚對象、選擇工作機會、選擇大學科系在內，我們在做出重大決定時往往會特別謹慎，卻經常忽略生活中每個小小的選擇都會造成巨大的影響。我認為，一天是充實度過還是得過且過，就取決於一整天之中你所做出的每一個小決定，我們經常會無意識或是在失衡、不合適的狀態下決定許多小事，導致這些選擇的結果無法盡如人意。

正因如此，「做出選擇」之前你需要「對直身心」、「運用核心」以及「建立平衡」，完成前三個步驟後，就表示你已經準備好「做出選擇」。事實上，如果你必須做出任何會影響生活的決定，我強烈建議你先完成前三個步驟，不論從生理還是心理層面著手。

---

[*] 《銀河飛龍》（*Star Trek: The Next Generation*）為影集《星際爭霸戰》（*Star Trek*）系列作之一，於1966-1969年播出，廣受歡迎。

　　從第4章開始，你需要學習氣功健走姿勢，而在這個階段，「做出選擇」指的是你必須選擇以全新的方式向前走。練習氣功健走時，帶動你往前走的是上半身，而不是雙腿，你必須有意識的選擇這麼做，因為大部分的人習慣用雙腿提供往前的動力。此外，你也必須選擇讓自己保持專注、選擇放鬆肩膀、選擇更深層的呼吸，或是選擇進行任何你需要改善的動作。不過，請相信我，除非你有意識的做出選擇、改變當下的狀態，否則不會有任何新的變化產生。

　　做出選擇和許下承諾是很類似的概念，但約束力沒有那麼強大，在這個步驟中我想要說明的重點就是：你可以做出選擇。你可以選擇每週健走6天並且堅守這個計畫；你可以選擇為長距離賽事進行有規劃的訓練，但不會受傷或數天動彈不得；你可以選擇用經過思考的方法健走，讓每次訓練都有益於整體身心。

　　做出選擇的時機就是往前走的前一刻，因為我們需要選擇前進的方向，若想要肯定的跨出腳步，絕對不可以遺漏這個步驟。

　　氣功健走十分注重即時做出選擇，也就是在最能滿足全身以及全人需求的時刻做決定，同時氣功健走也像是裝滿多樣選擇的工具箱，無論你在健走計畫過程面對何種困境，你都能運用這些選擇工具讓自己回到中心。

　　假設你的目標是每週健走5天並保持健康，而今天晚上是健走時間，但昨天你為了趕一份報告而熬夜，小孩又在半夜因為咳嗽不止而醒來，今天的工作則是漫長又費力，因此你必須決定如何調整。

　　與其在失衡的狀態下匆促做決定，不如先花個幾分鐘讓自己重回平衡。首先，舒適的坐在椅子上，將注意力放在身體，暫時擺脫你腦中的混亂思緒，靜心片刻（參考第3章的〈2.身體感知〉），讓大腦保

持清晰與專注。接著對直姿勢並進行深層呼吸（第3章會詳細說明），同時回顧你想「保持健康」的願景。以上過程會費時數分鐘，但非常值得，因為現在你的狀態變得更好，可以為今晚做出明智的抉擇，你可能會選擇緩慢、平靜的健走15分鐘，取代原本激烈的40分鐘心肺訓練健走。無論你的決定為何，重點在於你是在平衡、專注的狀態下，經過思考後選擇今晚的運動方式。你甚至可能會在完成15分鐘的健走之後，發現自己透過運動身體，從體內發掘出超乎預期的豐富能量，於是決定延長你的健走時間。

　　我們其實並不清楚自己一天當中做了多少決定，其中許多選擇是在無意識或不平衡的狀態下產生，最常見的失衡狀態以及抉擇過程中的失誤，就是單純仰賴大腦思路，卻沒有與身體對話或聆聽身體的聲音。事實上，身體蘊含的智慧無法以三言兩語說明，不過，你一旦完成這套計畫的前三個步驟，便可以大幅提升身體意識和自我意識，整個五步驟訓練過程就像一份藍圖，向你展示如何根據個人整體的需求做出明智決定，這涵蓋了你的身、心、靈，而不只是你腦中的想法。

　　建立身體上的平衡比建立精神上的平衡更為容易，可惜的是，我們太少運用大部分的身體，卻經常過度使用大腦，因為我們並不信任身體的智慧。不過，研讀本書就是你的大好機會，可以讓過度操勞的大腦安靜下來，並將注意力轉移到身體上。在本書中，我最想強調的概念就是，唯有讓身體參與抉擇過程，才有能力做出最佳選擇。養成定期練習氣功健走的習慣後，你就能在平衡的狀態下做出選擇，因為你能同時運用大腦中的資料，並且聆聽身體的建議，在這樣的狀態下，你就能自信的朝著自己選擇的目標邁步向前。

步驟5：邁步向前

　　選好目的地並備齊旅程所需的工具之後，表示你已經準備好「邁步向前」。對直身心、運用核心以保持集中、建立平衡，以及做出選擇等步驟都完成之後，就是採取行動、下定決心並全速邁進的時機。

　　「邁步向前」的步驟看似簡單，但在邁步過程中，你必須結合先前所有步驟才能完成這項動作，更重要的是，你必須讓邁步向前成為習慣——從完成當天的健走練習、實行當週的健走計畫到追求一生的健康活力。練習氣功健走時所學到的健走姿勢，將會使你更容易實現一輩子健康又充滿能量的生活目標，不過，這是一個過程，「邁步向前」的重點就在於過程中要保持動力、保持前進的節奏。

　　當你讀到第4章，開始學習氣功健走姿勢後，會了解什麼是配速、步幅和節奏。我在健走時會配戴節拍器，以維持穩定、精確的配速與節奏，確保自己能達成預定目標。而當你開始練習第5章各類型的健走，你會發現各種練習有不同的步頻，當然，你可以選擇悠閒漫步，不過如果你想要透過健身計畫獲得充沛能量，就必須運用核心肌群的能量讓自己持續前進。

　　關於如何保持邁步前進，我們經常用足球做為比喻：為了讓足球持續向前滾動，你必須一直踢球，不過踢球的方式要有策略，其實大部分的時間只要輕輕讓球保持在自己前方向前滾動即可。某些晚上，我和凱薩琳會感到特別疲累，但5歲的小孩卻仍精力充沛，這時我們常會互看彼此一眼，然後說：「踢球時間到了。」我們都知道距離孩子熟睡還有一段時間，也希望讓她在一天結束、上床睡覺之前都充滿正面能量，不過要讓能量持續流動，還是需要用點力打開開關。

　　基本上我們將這個比喻應用在生活中所有面向，無論是進行平日的工作或是編寫這本書，只要持續踢球，就能讓事情有所進展。

　　「邁步向前」也意味著向自己的願景與目標邁進，你不僅要專注邁向目的地，更要全心投入當下的努力過程。例如你設定的目標可能是每週爬山2小時，而你決定從一週健走4次、每次20分鐘開始努力，氣功健走不只著重於完成登山2小時的目標，更著重於努力過程中的每個步驟是否對你和你的身體有益，這些益處正源自有意識的練習聆聽身體，並在對直、協調且平衡的狀態下運動身體。

　　當你處在氣的正向循環中，你會反覆從頭進行每個步驟、重複整個過程，為自己的生活製造越來越多能量。如果在健走過程中遇上困難，你可以再次回到第一個步驟重獲能量：檢查自己的姿勢、再次啟動核心、確認平衡狀態，接著決定要將專注力投注在何處，這些步驟將有助於你以健康且活力充沛的方式邁步向前。

　　依照氣功健走計畫練習後，你會具備所需的一切工具，順利打造出可激發活力又具挑戰性的走路健身計畫，有助於你達成任何目標。你將會學習以協調的方式運動，也就是人類與生俱來並符合自然法則的運動方式。氣的正向循環是可以一再運用的工具，無論你的努力目標為何、屬於何種層面，對你而言，氣功健走計畫和氣的正向循環，應該是個循序漸進的工具，可以幫助你用安全、健康、有活力的方式，抵達你所選擇的目的地。

　　值得慶幸的是，改變並不困難。不過，你必須學會運用自身覺知，這也是為何這一章的標題會是「覺知五步驟」，你必須根據自己的判斷做出選擇、邁步向前，並且運用意志力與大腦。我唯一想強調的是，五步驟的每一個環節都有其價值，當你以與生俱來的方式運動，

應該會感覺到身體（當然還有大腦與心靈）的改變頗為明顯，甚至可能會**無比**驚人。

第3章

氣功功法

一舉一動皆不可輕忽，
鎖定目標、正中要害，
全神貫注造就自然流暢。
—— 鄧明道*，《365道：日日冥想》（*365 Tao: Daily Meditations*）

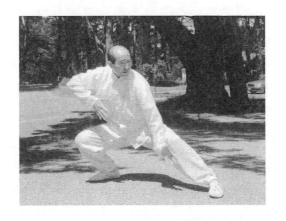

最近我們必須粉刷家裡的部分空間：兩間臥房、一間浴室以及一段走廊，這些地方全都需要好好打理一番。與我們相隔幾戶的鄰居法蘭克恰巧是頂級粉刷工，投入這一行已有30年，粉刷過各式建築，從舊金山的維多利亞式房屋到米爾谷（Mill Valley）的豪宅都難不倒他。想當然爾，他的工作成果無可挑剔，而且速度非常快，他甚至粉刷過這個住宅區的每一間房子，所以我們詢問他是否願意幫忙完成這項小差事，雖然偶爾粉刷房子是我必須負責的家事，但並不算是我最

---

* 編註：鄧明道（Deng Ming-Dao），華裔美國作家、哲學家、武術家。

喜歡的消遣或是最擅長的技能（凱薩琳可以作證），因此我很樂意把責任移交給法蘭克大師。我用「大師」稱呼法蘭克，是因為我在欣賞他的工作過程後，心中充滿了崇敬之意，說他的表現非常驚人一點也不為過，我甚至覺得自己好像親眼觀賞了一場日本茶道儀式，一舉一動都不偏不倚。法蘭克的每個動作是如此有條有理、毫無偏差，一整天的工作過程中，完全沒有任何多餘的動作，和我粉刷房子時非常不同，房裡一點也沒有油漆潑濺或滴落的痕跡。由於法蘭克絕不會讓沾取的油漆超過刷毛的一半，所以工作結束時很容易就能把刷子清洗乾淨，此外，他在粉刷門口和管線附近等細微的區域時，每一刷都是完全筆直且一氣呵成。他的工作梯總是擺放在最方便動手粉刷的位置，梯子上附有特殊的架子與掛勾，只要一伸手就能拿取各種小尺寸的工具及刷子，法蘭克的工作身影極其優美，因為他能夠徹底掌握自己的動作與工具。

　　健走和粉刷油漆非常類似，兩者的成果品質都取決於工具和技術，而這一章的重點正是善用工具使動作更加優雅，並且學習技能讓健走計畫昇華成能夠持續一生的愉快修練。雖然這些生活技能必須透過健走練習，但用途絕不僅限於此，這種基本技能可以應用於任何層面，並有助於你更上一層樓。像是氣功功法這類技能的應用範圍就十分廣泛，以身體層面而言，你的走路方式會更有效率、更加優雅；以精神層面而言，你可以將健走從例行體能訓練提升為個人成長的專注修練。這一套技能將會奠定健走方法的基礎，幫助你充滿信心、明確的學習並練習氣功健走技巧。

　　五項氣功功法如下：

1. 專注
2. 身體感知
3. 彈性
4. 呼吸
5. 堅持

　　這些氣功功法的特殊之處，在於既是過程也是目標，你越能集中精神（過程），就越容易培養出專注的特質（目標）；同樣的，若每次外出健走你都專注於讓自己保持彈性（過程），就能成為一個更有彈性的人（目標）。花個1秒鐘想像自己既專注又保有彈性的狀態會是如何，你將發現自己全新的一面。

1. 專注

　　能夠讓大腦保持專注是人生中最珍貴的資產，各界最頂尖的成功人士都具備最強大的專注力，無論是專注於長期目標或是當下的工作，專注力能確保你朝著目標直線前進，就像河川需要堤岸才能持續流動，你的大腦也需要焦點才能避免精神渙散，也避免偏離你所追求的方向。

　　從第4章開始，你會透過明確的指示學習氣功健走姿勢，我們將這些指示稱為「姿勢專注要點」，因為你必須專注完成每一項明確指示以改善走路姿勢。數千年以來，所謂的「專注點」一直被視為有效避免精神不集中的方法，並有助於全心投入當下。練習冥想的過程中，專注點可以是凝視著蠟燭或是單純觀察自己的呼吸；打高爾夫球時，專

注點是將視線維持在球上；而學習氣功健走時，你需要專注於引導並聆聽自己的身體。

　　舉例來說，假設你要練習的姿勢專注要點是放鬆肩膀，此時你的大腦會將注意力放在雙肩上，觀察肩膀是否放鬆，若大腦發現此處有緊繃感，便會引導雙臂以較和緩的方式擺動，接著再觀察這項指示是否有效。如果有效，那很好；但如果無效，大腦也許會嘗試運用其他方法，例如引導雙臂垂放在身體兩側，接著再度觀察身體反應等，每項姿勢專注要點一定都會包含心理與生理要素。

　　保持專注的過程中會鍛鍊到大腦，而在練習氣功健走時，你的大腦也會因為負責掃描身體、運用專注要點引導身體，並且聆聽身體反應而需要接受一連串的訓練，大腦必須通知身體何時該運作、何時又該放鬆。然而，有時候大腦會難以聚精會神，無法專注於身體與正在練習的動作，反而開始想著不相干的事物，像是期限將至的工作企劃、和同事之間的不愉快、不久後的晚餐派對菜單等，大腦就是會分心。此時你該做的是訓練分心的大腦，也就是盡可能經常注意自己正在練習的姿勢專注要點，當大腦開始不專注，試著把注意力重新放在動作上，每一次重新專注都是在鍛鍊大腦肌力，因此，重點並不在於保持專注，畢竟專注狀態無法持久，而是要一遍又一遍使大腦重新專注。我們建議你配戴可以發出響鈴的手錶，以鈴聲為輔助工具，幫助大腦定時回到專注狀態。舉例來說，你可以設定手錶每1分鐘響1次，接著專注於1項姿勢專注要點上，例如上提腳跟，由大腦引導腳跟在身後提起，並且觀察身體的反應。盡可能延長這整個專注過程，直到大腦開始分心，例如你的思緒飄到在店裡看到的新鞋子，或是想到孩子的腳踏車胎需要充氣，這時鈴聲突然響起 —— 啊，對了，該回到姿勢

專注要點了。同時，你可能會發現自己的腳跟仍然保持正確提起，表示身體輕鬆學會了這項新的姿勢專注要點，或是你發現自己還需要重複練習這項要點5或10分鐘，才能確實學會正確動作。

練習覺知

在練習氣功健走的過程中，學習讓大腦專注可以使你的內在之眼更加敏銳，當然這需要長時間練習，不論是健走時的動作或是生活中的一舉一動，最終你一定可以熟練的觀察自己。可以對自身動作觀察入微的能力就稱為「覺知」，這也是世界上最古老的修練方法之一，若在日常活動中善用覺知，將可以讓生活變得更豐富。當我們不受過去束縛、也不為將來煩憂，無論眼前的狀況如何，都可以踏實的活在當下。我們經常會羨慕小孩，因為他們總是如此「活在當下」，儘管年紀較小的孩子確實都能活在當下，但他們還無法運用覺知，當然他們也不需要具備這項能力。然而身為意識成熟的成人，我們的「任務」就是重獲孩童般活在當下的狀態，同時也要具備覺知此時此刻的能力。

大腦的有趣之處，在於保持專注反而能使腦部放鬆，因為大腦無須一次思考上百件事，這也是為何冥想有助於大腦平靜與休息。當你將思緒縮減至所剩無幾，大腦便能喘口氣、不受混亂所苦，而在你回到日常生活中之後，頭腦將變得更加清晰。專注具有不可思議的雙重效果，不僅能強化大腦，同時也有助於腦部放鬆休息，這種「一心多用」的感覺不錯吧？

氣功健走專注要點的目的就是重複運用大腦，由此鍛鍊大腦的專注力。想要鍛鍊出更健壯的肌肉時，必須先針對特定肌群設計特定訓練，接著定期重複練習，直到肌肉更加強壯。鍛鍊大腦也是相同的道

理，如果想讓大腦更順暢運作，重複練習單一的專注要點就是最佳方法。

　　據說普通人一生大約只運用了10%的腦力，不過我認為這個數字非同小可，我們的大腦實在太容易胡思亂想，一天之中能完成一件事就已經算是奇蹟了。透過練習氣功健走讓大腦學會專注，將有助於找回中心、對直身心、保持平衡，而擁有專注的大腦之後，你將可以更熟練的觀察自身動作與感知身體，也能在日常生活中進一步善用覺知能力。氣功健走的目標正是如此：鍛鍊強健的身心，並打造兩者間的緊密連結。

2. 身體感知

　　身體感知（Body Sensing）指的是觀察並感受自己的身體，也就是聆聽身體想傳達的訊息。人人都有身體，身體正是我們投入生活不可或缺的要素，而既然身體是體驗生活的主要媒介，我們理應將身體健康視為首要之務。就我所知，有些人保養愛車的程度，甚至比照顧自己的身體更加完善。我們經常聽說有人用身體達成驚人的目標，例如不帶氧氣瓶征服聖母峰、完成健走馬拉松或是懷孕生子等，然而，我們也經常看到許多人對自己的身體做出近幾虐待的舉動，像是注射毒品或是一週工作70小時。我想強調的是，我們必須了解妥善照顧身體的重要性，而第一步就是要學會感受你是否正以健康的方式對待自己，這包含檢視長期與短期的生活方式。身體感知是輔助你選擇正確生活型態的工具，也是一種可以習得的技能，任何人只要有意願在身心之間打造順暢的溝通管道，便能掌握其中精髓。

想像你的大腦與身體是一對夫婦，兩者是彼此一生的伴侶，為了追求更優良的整體健康而共同努力。身體感知可以訓練大腦聆聽身體的深層感受，促使大腦仔細觀察健走過程中，在意識之間流進流出的各種知覺、感受與衝動。由身體負責察覺並感受每一刻的生理狀態，而合作夥伴大腦則負責觀察、蒐集資料，並做出適當反應。

艾克哈特・托勒（Eckhart Tolle）*在《當下的力量》**一書中提到：「只要盡可能專注於身體上，你將能定錨於當下。你不會在外在世界中迷失自己，也不會在心智裡迷失自己。思維和情緒、恐懼和欲望，或許還是會再度生起，卻再也無法支配你了。」

身體隨時隨地都在表達感受

你的身體無時無刻不在向你傳達訊息：「腿癢……脖子緊繃……肩膀很痛……雙腳好冷……鞋子太緊……肚子飽了。」這一串永無止境的對話始於你一早醒來，直到一天結束，你回到床上、進入夢鄉才會暫時告一段落。身體試圖向我們傳達如此巨量的資訊，我們卻鮮少運用時間確實消化，由於身體傳遞的訊息實在太多，現在我們傾聽得越少，之後身體的反撲就越大——受傷、病痛或是功能失調等等，身體所感受到任何小小的不適或疼痛，就是在提醒我們現在的狀況出了差錯。

你是否注意過我們經常受到各種產品廣告的疲勞轟炸，這些廣告經過精心設計，讓我們忽略了真正的產品為何，也無法察覺產品對自己的作用。最近我看到了一則非處方止痛藥的廣告，內容類似：「當身體喊痛……時間越短越好。」但我認為，如果身體不適，我應該對自己負責，找出不適的原因並採取必要的調整措施。

*　編註：德國裔加拿大籍的知名心靈作家。
**　《當下的力量：通往靈性開悟的指引》(*The Power of Now: A Guide to Spiritual Enlightenment*)，梁永安譯，橡實文化。

舉例來說，肚子痛可能出於下列原因：

- 攝取的食物對身體有害
- 未充分咀嚼食物
- 進食過量
- 憂慮過度
- 飢餓
- 皮帶過緊

以下三項步驟可以幫助你學習身體感知的技巧，每次練習姿勢專注要點時，這些步驟會有效提升你的練習效率。

仔細聆聽

身體感知的第一個步驟，就是學習單純聆聽身體，但不要有任何改變的念頭，無論你正在運動或是保持靜止狀態，都只要觀察身體的感受即可。把自己當作一位偵探，而你的職責就是蒐集資訊，當你正在步行，自問你的體內有什麼感受或知覺，但你不必對感知結果進行任何判斷，也無須改正任何不當之處，只要聆聽並觀察，再聆聽、再觀察。

評估資訊

熟知感受身體知覺的方法後，接著你得學習如何分析自己所蒐集的資訊，當你正在練習一項姿勢專注要點時，必須感知專注要點對運動的效果，這項專注要點是否有所幫助？運動變得更容易或是更困

難？身體是否有不同的感受？運動變得更自在、更快速或是更緩慢？哪些部分狀況良好？不適感增加或是減少？

漸進調整

如果在評估資訊之後，你認為自己需要進行調整，務必要採取小幅度、漸進式的方法調整，如此一來，便可以避免調整過度而錯過了「甜蜜點」（sweet spot），也就是姿勢專注要點發揮最佳效果的位置。

身體感知三步驟有助於你回溯追蹤身體感受的來源、檢視這些感受，並且採取必要的調整方式。以下兩種情境可以讓你了解這段過程的運作方式：假設最近連續幾天都十分炎熱，你忘記要補充足夠的水分，所以開始感到有點脫水，但你實在太過忙碌，無法立即起身走到飲水機旁喝水。隔天醒來後，你感覺到喉嚨有點痛，於是你吃了一顆潤喉糖想舒緩不適感，而喉糖也確實發揮了作用，使你暫時忘了喉嚨痛這件事。直到第二天早上，你醒來發現自己感冒了，卻完全不知道自己為什麼感冒，接著你決定服用感冒藥避免鼻水流個不停，然後像是「避風頭」般等待症狀消失。然而感冒不但沒有消失，還惡化成鼻竇炎，最後你不僅數天無法上班，更錯過了數個月來引頸期盼的藝術展。

現在讓我們回到天氣炎熱的情境下，如果你在那時善用身體感知技巧，也許就會注意到氣溫偏高，所以你比平常流了更多汗，注意到這一點之後，你決定比平常攝取更多水分，以平衡加快的排汗速度。如果你確實面對身體最初的感受，也就是感到炎熱和口渴，接著加以應對並調整飲水量，也許就不必經歷脫水、感冒的慘事。此外，其實服用感冒藥對你並沒有任何幫助，這些藥物只會抑制感冒症狀，但症

狀產生的原因正是為了警告你身體有問題，聽起來是不是很耳熟？如果你長期忽略身體想傳達的訊息，最後落得全身痠痛、一身是傷，或是滿身長期疾病，這樣的結果絕對不是偶然，一點也不令人意外。

在健走過程中，我會確實做到兩個重點：聆聽身體與進行調整，而中立的警覺就是關鍵。盡量保持中立的態度非常重要，因為我們容易「過度放大」自己所觀察到的身體知覺，當這種情況出現，輕微的膝蓋疼痛就會動搖你的信心，甚至光是想到要健走16公里，就能讓你感到疲憊不堪。

我外出健走時會持續密切觀察自己的身體狀況，確認是否有需要留意之處，如果的確發現了需要注意的狀況，我會立即進行調整，並且聆聽身體的反應，確保調整能發揮效果。這個過程正是我身心之間持續進行、一來一往的對話：大腦繼續聆聽、身體繼續回應。氣功健走中所有的專注要點都有助於你進一步察覺自己的身體動作，同時也能幫助你學習如何引導身體，運用更順暢、更省力的方式運動。我強烈建議你透過以下練習學習身體感知技巧：

身體掃描

這項練習可以在健走過程中進行，對於學習身體感知技巧很有幫助。務必記得，練習目的只是學習觀察你的身體，這也僅是學習身體感知的第一步，因此還不需要做任何調整，只要觀察即可。

下次外出健走時，試著在完成暖身且進入健走狀態後，開始將注意力放在頭頂，接著從頭到腳緩緩掃描自己，仔細觀察過程中身體的各種感受。在每個部位稍停幾秒鐘，接著將注意力轉移到其他部位，並在腦中記下過程中的發現，從頭頂開始移往頸部，接著移至雙

肩、雙臂、胸腔、腹部、下背部、骨盆、髖部、大腿、膝蓋、小腿、腳踝，最後則是雙腳與腳趾。如果能在每次健走時至少進行一次這種「身體掃描」練習，效果會十分明顯，當然最好能更頻繁練習，例如坐在書桌前或是開車時都能進行。

在掃描身體的過程中，你可以問自己以下這些問題：這個部位是否有緊繃感？這個部位是否放鬆？感覺沉重、輕盈、柔軟或開放？了解其中的訣竅了嗎？只需要感受、觀察並理解腦中浮現的描述內容。提供你一個小技巧：觀察越多、收穫越多，你所觀察到的一切最後會奠下良好的基礎，幫助你選擇正確的因應方法。

了解自己的身體絕對是越透徹越好，人體是偉大又神奇的奧秘，只要努力感受身體所傳達的訊息，便能將其做為指引，學習如何以健康且充滿活力的方式度過一生。

3. 彈性

我曾聽過有人這麼說：「人類是全宇宙中設計最完美的生物。」當時我覺得這句話實在難以令人信服，所以我請她解釋原因，她的說明大致如下：人類的行動能力如此出色正是因為有兩條腿，我們可以輕易往任一方向移動，我們也可以輕鬆的跑、跳、站直以及坐下；我們有雙臂和十隻手指，可以拿取和握住大大小小的物品；我們有一對獨立運作的眼睛，因此具備立體視覺的優勢；我們還有大腦能夠進行複雜的思考與計算，這些特質使人類成為適應力十足的物種，我們甚至有能力登上月球。

人體的「設計」讓我們能夠進行多樣的活動並且面對各種情況，

簡而言之，我們先天上就具備多變的特質、改變的能力，處於停滯狀態則與我們的天性背道而馳，相較於地球上其他動植物，人類天生的進化與發展能力極具優勢。基於以上原因，彈性是最基本的氣功功法之一，適應力也算是彈性的一種形式，畢竟你越有彈性，應對眼前困難的速度就越快，無論在健走或人生的路途上都是如此。

完好的健康狀態源於體內氣的流動能力，因為我們所有的主要器官都必須仰賴氣的流動才能良好運作，如果身體運動時有任何的緊繃感或阻礙，便會導致氣的流動受限，最後使身體容易患病。以中醫的觀點而言，大多數的不適感與疾病都是起因於氣無法自由流動，當你的肌肉、韌帶以及肌腱保持放鬆且有彈性，血液、氧氣和氣便能更順暢的在體內系統流動，你的心臟、肺部和全身便能因此更輕鬆運動。身體保持彈性對預防受傷來說也很重要，因為目前最常見的運動傷害大多屬於肌肉和肌腱拉傷，起因正是身體緊張與緊繃。

彈性：用進廢退

我們在孩提時代最大的優勢之一，就是身體十分有彈性，但我指的可不只是身體柔軟度，人類的體內與神經系統在嬰兒時期都十分柔韌，如此才能在離開子宮的安全保護之後，在環境較為嚴苛的現實生活中——也就是新的生存狀態下——具備較佳的「衝擊」吸收能力。有些人會在剛成年的時候就開始限制自己的運動方式，舉例來說，瑪莉‧派佛（Mary Pipher）在著作《拯救奧菲莉亞》（*Reviving Ophelia*）中，描述青少女因為受到同儕壓力和社會規範，開始在生理與心理上限制自我。我就曾在游泳池親眼見過這種狀況：前一年女孩子還活力充沛的與男孩子一起瘋狂玩耍，隔年她們卻只是害羞的坐在泳池旁，

同年的男孩卻依然精力旺盛，最後，男孩也會漸漸受這股羞怯之情所苦，導致體內的能量流動受阻。

隨著年紀增長，我們的髖部和膝蓋功能會漸漸衰退，要做到爬樹或綁鞋帶等過去視為理所當然的動作也不再容易。如果身體柔軟度不足，大腦便容易因為年紀漸長而失去彈性，反之亦然。當你無法如從前一樣輕鬆移動，冒險的意願就會降低，於是你也會開始限制腦中的「運動範圍」。

那麼，要如何打破這種模式呢？關鍵就是運動。如果你希望對新的想法保持開放態度，就必須採取彈性的思考方式；如果你希望體驗生命能量的流動，就必須維持一定的身體彈性。

保持彈性或是缺乏彈性的例子處處可見，例如有彈性的樹在暴風雨中較不易斷裂；當你和小孩說話時身體緊繃，孩子會立刻感受到並且模仿你所呈現的僵硬狀態；處於戰爭狀態的兩國政府進行和談時，雙方一定都要展現彈性與冷靜的態度。在練習太極拳的過程中，如果身體不夠柔軟和放鬆，便無法快速對攻擊做出反應，只要想像一下以下畫面你就會了解這個道理：一條毫無柔軟度的蛇一生都只能朝著同一個方向前進！

生命的彈性

還記得第2章的棉裡針原則嗎？在練習太極拳時或是在生活中想要提升效率，就必須具備堅硬如鐵的核心，同時讓外部保持棉花般柔軟，換句話說，你必須堅守自己的核心理念，但面對外在環境時則要保有彈性。

舉例來說，當你出門在外，一心專注於走路技巧中的某個環節，

那麼無論你走在哪一種地形之上，都可以保持集中狀態，這就是堅硬如鐵。棉花般柔軟指的則是運用有彈性的關節與肌群，克服各種地形與各種困境，像是挑戰上下坡或是蜿蜒的林道。竹子的枝幹就是一個很好的範例，堅實得不得了卻又如此有彈性與適應力。

　　第6章會介紹健走過程中與結束後的彈性伸展動作，我們不僅強烈建議在日常練習中融入定量的伸展動作，更深信這是邁向長壽之途的門票。在中國，太極拳與氣功都是廣受歡迎的修練，透過鍛鍊出專注且具有彈性的心智，促進健康與長壽；另一方面，瑜伽和皮拉提斯這兩大健身方法提倡鍛鍊身體柔軟度，對美國嬰兒潮世代的健康有顯著影響。以上兩大類運動都著重於使肌肉、韌帶與肌腱保持健康、柔韌、有力，可有效提升各年齡層的平衡與行動能力。此外，這兩類運動雖然皆可促進健康，但它們都不是重力訓練，如果可以將瑜伽的智慧應用於健走，是否能提升健走的品質呢？當然可以！氣功健走融合了太極拳、瑜伽和皮拉提斯的精髓，有助於加強關節、韌帶與肌腱在健走過程中的彈性。

　　過去數年來，我和凱薩琳努力開發出12種健走類型，收錄在本書第5章，我們非常享受這個像實驗又像遊戲的過程，盡情探索了健走的各種可能性，當然你也可以試著體驗相同的樂趣。練習氣功健走的過程中，隨著身心的彈性越來越好，你能選擇的健走和生活方式也會越來越多元，只要保持彈性與放鬆，由體內釋放的創意和動力絕對會令你大吃一驚！

4. 呼吸

　　正確的呼吸方式可以使身心更有活力、更穩定也更有力量，呼吸絕對是至關重要的事，可別忘了，呼吸一旦停止，你就成了歷史。因此，調整呼吸自然是健走練習中十分關鍵的環節，在許多心靈修鍊活動中，呼吸正是通往深層放鬆、靈敏思考以及高度自覺的重要途徑。

　　呼吸是自然而然的動作，但正確的呼吸卻是需要學習的技巧。我會這麼說是因為長久以來，我所教過的學生大部分都不知道如何深層或有效率的呼吸，另外你也必須承認，大多數人根本沒有認真思考過呼吸這件事。呼吸是如此自然的行為，即使在睡夢中也能順利進行，然而，你可以自然呼吸並不表示你的呼吸方法正確，更不表示你提供了身體所需的氧氣量。和健走的情況很類似，大多數人認為既然自己隨時都在呼吸，就無須特別學習或練習呼吸，不過事實正好相反 —— 就是因為走路和呼吸是生活中如此常見、不可或缺的一部分，品質越好，對生活的正面影響就越顯著。

　　以我的經驗而言，有些人會抱怨運動時喘不過氣，最大的問題就出在他們無法將足夠的空氣吸進肺部，淺層呼吸就是元兇。如果肺部在每次呼吸之間都維持充滿空氣的狀態，會導致每次吸氣的氧氣交換量降低，在大多數的情況下，喘不過氣的主因並不是吸氣不足，而是吐氣不夠。吐氣時沒有將肺部清空，就等於是在「回收」前一次呼吸剩下的二氧化碳，造成流入肌肉的氧氣濃度降低。

　　徹底淨空肺部才能讓新鮮空氣有進入的空間，如果呼吸過淺，每次吸進新鮮空氣時都會受到大量的舊空氣阻擋，導致「新空氣」無法進入下肺部。科學研究證實，若呼吸範圍只限於上肺部，會無法完整

運用全部的新鮮空氣，因為上肺部的肺泡（肺部中的小型囊泡，功能是交換空氣與血液中的氧氣）數量較少，大部分的氣體交換過程其實都是在肺部較深層處進行。正因如此，為了讓空氣進入肺部深處，你需要學習如何運用腹式呼吸清空肺部內的舊空氣，就像瑜伽課的呼吸練習一樣。

我發現呼吸方法正確的人，通常都還太年幼，無法讀懂這本書。你可以試著在小孩睡覺時觀察他的呼吸方式，如果小孩躺著睡覺，你會發現他身上唯一的動作就是腹部隨著每次呼吸起伏。這就是我們天生的呼吸方式，但大多數人已經失去了孩童時期的呼吸能力，身體緊繃和姿勢不良等眾多原因，都會導致成人無法像過去一樣深層呼吸，不過只要學會如何「重拾」腹式呼吸，便能輕鬆呼吸一輩子。

腹式呼吸

你是否曾經在煮晚餐時把菜燒焦了，只好試著清除廚房內的煙霧？如果你有過這樣的經驗，就會知道將電風扇放在廚房窗戶，把新鮮空氣吹進廚房，煙霧會消散得非常慢，比較有效率的處理方法是把電風扇轉向，將煙霧吸出廚房，沒錯吧？只要採取這種方法，往外飄的煙霧馬上會被流進的新鮮空氣取代，煙霧繚繞的廚房也可以在披薩送到之前恢復正常。同樣的道理也適用於我們的肺部，若想讓新鮮的空氣流入肺中，就必須先將廢氣排出。

以下是腹式呼吸的步驟：

- 首先對直姿勢，如果上半身呈現蜷曲或是鬆垮狀態，會壓縮肺部最多達30%的空間。維持直挺的站姿，保持姿勢避免肌肉緊

繃。

- 一手放在肚臍上。
- 像吹蠟燭一樣噘唇，並且在吐氣時收縮腹肌，將肚臍縮向脊椎。用肚臍上的手感受這個動作，這股力量會將肺裡所有的廢氣排出。
- 完成吸氣後，只需要放鬆腹肌，讓下肺部充滿空氣，同時腹部會回到自然狀態。
- 下肺部充滿空氣後，讓肋間肌擴張，使肺部其他地方也充滿空氣。
- 吐氣時，先放鬆胸腔，再將肚臍向內縮，接著重複整個呼吸循環。

腹式呼吸是將大量氧氣帶進肺部的最佳方法，在運動過程中更是如此。

呼吸急促

如果你在健走過程中出現呼吸急促的狀況，表示你除了呼吸過淺之外，可能還有其他問題，可能的問題如下：

有氧能力偏低

有氧能力偏低表示你的肌肉沒有足夠的毛細血管，無法滿足運動時的氧氣需求，這對於長期處於低運動量、又剛開始執行運動計畫的人而言，是非常正常的現象。而鍛鍊有氧能力的最佳方法，就是延長適度運動的時間，你不需要提升運動的強度（這屬於心肺能力訓練），只

需要維持中等的健走強度（有氧訓練）即可。如果用1到10的量表判斷費力程度，1表示非常隨意行走，10則表示用最快的速度健走，你的健走強度應該要落在5或6，隨著健走頻率提升、健走時間延長，你的有氧能力也會更進步。

肺活量偏低

　　這個問題其實很容易解決，你只需要在健走時，將上半身維持在完全伸展的狀態即可，讀到第4章時請進行這項姿勢練習。確實伸直脊椎上半部可以有效改善呼吸狀況，如果彎腰駝背，便無法順利完整的呼吸。我有一位學員是聲樂老師，他十分肯定的表示，維持渾厚歌聲的關鍵就是良好的姿勢，因為這樣肺部在每次換氣之間才可以容納更多空氣。

肌肉緊繃

　　你不是唯一有這個問題的人，每個人的肌肉或多或少都會有點緊繃，只是有些人的情況較嚴重，然而緊繃的肌肉功勞可不小，至少努力工作的按摩師傅可以保有收入。我的太極拳師傅常常拍我的肩膀，提醒我保持肩膀放鬆，他說當肌肉處在緊張狀態，就等於限制了體內氣的流動。糟糕，又忘記啦！

　　我必須再次強調深層呼吸的重要性，不過先讓我告訴你一個小知識：當人體細胞缺氧，便會產生自由基導致細胞損壞。這件事非同小可，更精確的說，自由基是導致提早老化和老年疾病的主因，可能引發如癌症、動脈粥狀硬化、肺氣腫、白內障、青光眼、高血壓、免疫系統低下、心臟病、關節炎、中風、巴金森氏症、各種皮膚失調以及

皺紋等問題。在《成就巔峰表現的有力營養指南》（*Dynamic Nutrition for Maximum Performance*）一書中，作者丹尼爾·加斯特盧（Daniel Gastelu）和弗雷德·哈特菲爾德（Fred Hatfield）博士表示：「高氧飲食（更深層的呼吸）可產出最大量的生物能量，卻產生最少的有毒廢棄物和自由基。」

那麼，現在你是不是願意多花一點心力在呼吸上了呢？

觀察自身呼吸的練習稱作呼吸覺知，因為你必須透過察覺每一次的吸吐，讓自己更加專注，避免注意力分散。我們會在第5章說明如何進行冥想健走，過程中要運用呼吸讓大腦保持平靜與專注，我們也會介紹一些呼吸技巧，可以幫助你提升大腦的靈敏度。

出身越南的著名禪師釋一行曾寫過數本關於呼吸與冥想的著作，在《正念的奇蹟》一書中，他寫道：「呼吸是連結生命與意識的橋梁，能統合你的身體和思緒……統御自己的呼吸，就是控制自己的身心。」

練習氣功健走的過程中，呼吸是每次健走時不可或缺的氣功功法，而呼吸方法也會大幅影響你的長期健康和能量狀況，正確的呼吸可以幫助你從各處獲得極大能量，無論是從你的每一次健走、你所從事的每一件事，或是你的每一次吸吐。當你確實和自己的呼吸形成連結，便會更明瞭當下的情勢，使你做出正確的抉擇。

5. 堅持

當我們親眼看見大峽谷，都會不由自主讚嘆它的壯麗之美，也會暗自驚嘆河流持續沖蝕的力量是如此強大。相同的，世界上最優秀的運動員令我們驚呼連連，就是因為他們有辦法長期保持近乎奇蹟的運

動表現。不過，這樣的成果絕非偶然，而是來自運動員一再重複、持續不斷、堅持不懈的長期努力。

就像不間斷的呼吸與心跳年復一年維持你的生命一樣，持續執行健身計畫可以幫助你長期保持在最佳狀態。先前我曾說過，練習氣功健走專注要點不僅能提升你的健走技巧，其正面影響也會擴及你的生活，只要在每次外出健走時持續練習專注要點，就能讓這股影響力「漸漸擴散」。牢記專注要點會成為習慣，你甚至會發現在處理雜事時，專注要點仍在腦中揮之不去，隨著你堅持健身計畫的時間越長，練習專注要點的次數越多，你就越容易在其他時機善用專注要點。你可能發現自己在商店排隊時會練習維持良好姿勢，或是在開車時保持骨盆上提，又或是走進上司的辦公室要求加薪前讓自己集中精神。

多數人無法保持健走的習慣，因而無法享有健走帶來的種種好處，包括促進身體健康、減重、提升心血管功能、減緩壓力、保持思路清晰等，其中最主要的原因就是這些人沒有堅持執行健走計畫。事實上，「堅持」正是成就所有計畫的基石，無論你的目標是戒酒、減肥或是扶養小孩都一樣。

化健走為修練

然而，世紀難題出現了：究竟該如何年復一年、堅持不懈的持續執行健走計畫？

答案就是將健走和生活中其他重要活動放在同等地位，雖然聽起來很困難，但你可以試著讓健走成為一種修練。沒錯，就是將你的健走練習當作提升自我的方法，同時達到健身的目的。這麼做可以使你的健走計畫更為完整，也能將計畫目標提升至更高的層次，因為健走將會

加深並提升你與身體之間的連結。在這套健走計畫中，你需要鍛鍊的
不只是雙腿，還要練習更加放鬆、更確實的呼吸，練習拓展視野、擴
大運動範圍、增加能量，還有感受並察覺自己的身體，這些訓練內容
不僅非常充實，而且無窮無盡。由於你的健走計畫非常豐富，將會成
為你生活中最重要的事項之一，同時你也會發現，為自己熱愛的活動
安排時間，竟是如此容易。

　　以下這段文字非常精準描述了覺知練習的真諦：

　　　一磚一瓦打造你的生活。
　　　過著真實的生活，
　　　回首之時你會看見真實的生活。
　　　過著幻想的生活，
　　　回首之時你會看見幻象。

　　　　　　　　　　　　　　── 鄧明道，《365 道：日日冥想》

　　什麼是修練？修練是一種有規律、需要專注力的活動，目的是提升
個人的生活品質，必須天天進行，而良好的修練可以使身體、情緒、
大腦以及精神有所提升與進步。當然你可以修練任何一種活動，不過
在讓特定活動成為一種修練之後，這項活動將會更具重要性，也會令
人更有成就感。

　　對我而言，健走成為「修練」之後，就不只是一種為精進技能而
重複進行的活動，我不僅希望透過健走維持良好的體態，更希望由此
了解自己的運動方式有何不順暢，我也希望透過健走對人生有更多理
解，並且從大自然中豐富的氣獲得源源不絕的協助。此時，健走已不

只是一種健身活動，而是結合了摯友、心靈導師、教練以及內心指引的角色，你的修練就是成為盡責的傾聽者、優秀的學生以及專注的修練者。以下的小訣竅可以幫助你化健走為修練：

- 堅持不懈。清楚規劃一週當中健走的天數與時間，並且確實遵守你的計畫，這個方法可以幫助你學會堅持與嚴謹（第7章）。

- 事先規劃健走過程要運用的專注要點，不僅可以加強身心連結，也能提升練習覺知的效果（第5章）。

- 每次健走結束後，花幾分鐘思考「健走心得」，檢討自己是否確實做到專注要點，並回顧練習過程中的身體狀態以及從中獲得的經驗。尤其要注意將來可能對你有所幫助的重點，下次健走時就能運用上一次練習的經驗調整，如此一來，你的健走計畫將會更加連貫，而不只是一連串的隨機練習（第6章）。

- 執行氣功健走計畫時，務必要用品質的精準度處理每一個細節，雖然聽起來有點拗口，不過這個說法指的是你必須盡可能讓各環節達到「最佳品質」。第一步，先確認自己徹底理解將要練習的每一項專注要點，接著在實際練習時盡力做出精準的動作，只要用高度的專注力和集中力執行健走計畫，很快你就會發現短期內的成果有多驚人。舉例來說，如果你打算練習讓姿勢對直，就千萬不要只是大略的調整姿勢，而是要鉅細靡遺的進行練習，一個細節都不能忽略。在練習當下做到精準無誤，你所培養出的習慣就會是優良的姿勢，而非只是差強人意的姿勢。

修練重在過程，不在於達成特定的目標，不過我還是建議你為自己

設定一些目標，更重要的是，你在達到目標之後仍繼續修練，並且享受邁向目標的美好過程。

更多堅持的訣竅

以下這些方法可以幫助你持續執行氣功健走計畫：

- **將健走列為優先事項。** 在你的生活中，健走應該要和重大商務會議有同等的地位。首先把健走時間記錄在行事曆上，並且認真看待這段時間，就像要和上司開會一樣重視，接著規劃一套合理的健走計畫，維持健走的樂趣。而所謂「合理」是指可以確實執行的計畫，例如當你一週只有健走24公里的時間，就千萬不要試圖完成48公里的訓練。

- **避免一成不變。** 讓健走計畫更加有趣絕非難事，你可以試著變換健走地點增添新鮮感，當然也別忘了嘗試第5章的12種氣功健走類型。

- **安排健走邀約。** 定期安排和朋友一起健走，在有伴的情況下健走，就會感覺時間過得特別快。

- **不受天氣影響。** 戶外又濕又冷？千萬別讓天氣狀況阻礙你的計畫，也許在又濕又冷的環境健走剛開始並不怎麼舒適，但我們都知道，健走一段時間之後身體就會暖和起來，而且如果你有合適的衣著，應該可以保持適度的乾燥。換個角度來看，像孩子踏著水窪般在雨中健走，不也頗令人精神為之一振？你看，金・凱利*有多享受雨天！

- **不需限制一天中的健走時間。** 昏暗的早晨或夜晚讓你提不起勁

---

* 金・凱利（Gene Kelly）為美國著名演員，代表作品是歌舞電影《萬花嬉春》（*Singin' in the Rain*，1952），其中金・凱利在雨中跳舞的場面更被譽為好萊塢經典片段。

嗎？在黑暗中健走可能有點冒險（同樣的，如果你有合適的衣著，也就是服裝能充分反光，就會比較顯眼），不過即使是在冬季，你仍然可以享受戶外時光並感到活力充沛，就算外頭刮風下雨，只要記得在光線充足的地點健走，並且有人陪伴即可。

● **在餐後健走，尤其是大餐之後。**我們很容易分心而忘了好好照顧自己，尤其在度假或過節時，維持穩定的生活頻率與節奏會特別困難。我發現最好的方法，就是在每次用餐之後舒適而輕快的健走，這是最快也最有效的方式，不僅能好好運動、呼吸一點新鮮空氣，也能在慶祝活動之中喘口氣，在享樂之際平衡一下生活。

在你能成功堅持健走修練之後，身體會開始習慣在一天之中的特定時間從事特定活動，生活的節奏也會變得更為穩定、可靠。

堅持執行健走計畫還有另一項好處，也就是即使你不小心中斷了計畫，還是能輕易回到正軌，如果計畫的運作方式和齒輪發條一樣能夠自行產生動力，小阻礙就比較不容易演變成大挫折。你越加全心投入健走計畫，每日、每週持續進行，那麼在你最需要這套計畫助你一臂之力時，計畫的效果就會越顯著。

執行健走計畫要像踢足球一樣讓球持續滾動，如果等到足球靜止才再次踢球，就需要花費更多力氣才能讓球滾動，但如果你每次都在球速變慢時輕輕一踢，維持良好的動力似乎就毫不費力了。

前述的五種氣功功法其實都是很常見的技巧，儘管我們視為理所當然，但這些技巧確實能幫助我們更深層投入生活，只要定期練習這五種功法，你就能將健走這類平凡的活動，轉化為與眾不同的修練。

第4章

氣功健走技巧

當你腳下的鞋子磨損殆盡，皮革的韌性會轉化成為你體內的一部分……

在鞋子方面，絕對要當個出手最闊綽的大富豪。

—— 愛默生 *

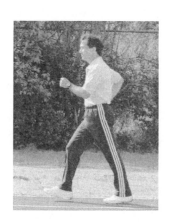

我熱愛觀賞運動比賽，但不是因為我想知道誰是最後贏家，而是因為我喜歡觀察每個人運動和運用身體的方式。我的母親曾告訴我，我小時候在嘗試騎腳踏車之前，會先一遍又一遍觀察其他小孩騎車的樣子，接著當我跳上腳踏車往前騎，看起來竟像是我早就會騎車一樣。從此之後，我開始把相同方法應用在各種身體動作，所以我會觀察頂尖運動員的動作，試著學習如何以最有效率的方式運動。

走路對人類而言實在是太過基本的動作，所以我們很容易認為

---

* 愛默生（Ralph Waldo Emerson），美國思想家、文學家。

自己的走路方式沒有任何問題,畢竟這是我們生來就具備的能力。然而,生活中的各種壓力導致我們漸漸累積體內的肌肉緊繃感,大多數人已經習慣了限縮身體的運動模式,有時這種狀況甚至嚴重到危及我們的健康。

行銷公司不停灌輸我們各種美的概念,這些也會影響到我們的動作與姿勢,例如只要翻閱任何一本時尚雜誌或觀察模特兒的姿勢,就會發現她們的髖部不僅向前推,還經常以極度誇張的方式扭動,而糟糕的是,大多數人都因為潛移默化而多少有這些問題。我大膽推測,10歲以上的美國人在站立時,約9成都有髖部過度前推或歪向一側的問題,光是這一點姿勢不良就會破壞你的健走效率,你所踏出的每一步也會受到影響,你的下背部健康當然更是岌岌可危。

不過好消息是,我們可以重新學會天生的走路方式:高挺、集中、強健又活力十足。如果你想看看走路技巧的最佳示範,只要觀察小孩走來走去的樣子就會恍然大悟。這些小朋友的身材也許不高,但他們絕對會保持挺直的站姿,踏出的步伐也非常完美,觀察並比較小孩與成人的動作,你就會發現兩者有多麼不同。心理學家奧茲‧剛唐(Ozzie Gontang)博士專門研究運動與心理健康,30餘年來在聖地牙哥教導數以千計的病患如何用上述方法走路,成果斐然。

以下是我的一位學員的心得:

> 我運用了你教我的走路技巧,簡直不敢相信效果竟然這麼好。我過去在長途健走之後總有背痛和痠痛的問題,現在卻覺得自己可以不停走下去。我原本以為健走是手術之後最適合的復健方法,但卻發現自己的身材實在走樣得太嚴重,連走路都變得

很吃力。現在我一整天都在練習走路姿勢,當我走到家附近的山坡地時,我會縮短步伐並且稍微前傾,接著就能毫不費力的爬上坡頂,實在太感謝你了,你讓減肥變得樂趣十足。

——艾瑞克(Eric)

　　讓健走發揮最佳效果的關鍵,就是運用正確的技巧,而這正是本章的學習重點,首先你要運用身體感知了解自己目前的走路方式,接著要引導身體嘗試新的走路技巧。良好的健走表現指的並不是你走得多快或多遠,而是你有多**仔細**聆聽身體,以及多**靈敏**的回應身體需求。

　　在這一章你將會學習基本的正確健走姿勢,在具備順暢而有效率的健走技巧之後,你就會感受到氣功健走帶來的諸多好處。我們會在第5章介紹12種不同的健走類型,每一種都是根據本章的基本健走技巧加以改良,其中一些健走類型速度較慢、也較輕鬆,有些則速度較快、需要更多能量與活力進行,不過這些健走類型的共同基礎都是基本的氣功健走技巧,而你整體的運動方式也必須奠基於相同的基礎之上。

　　基本的氣功健走技巧分為許多細項以便學習,這些細項稱作「姿勢專注要點」,而這些要點將會成為你的「必備工具」。正如同鋼琴家學習彈奏新的樂曲,我們要先把健走的元素分割為較細小的部分,接著慢慢將新動作一個一個融入身體的記憶,這種方法背後的原理就是「漸進原則」,是氣功健走中源自太極拳、十分重要的一項基本原則。

漸進原則：
太極拳原則與自然法則

漸進原則是適用於所有事物與情境、放諸四海皆準的自然法則，指的是凡事都應該遵循一個簡單的發展模式：由小漸漸變大，直到完全成熟。舉例來說，大樹從種子開始成長，漸漸越長越高，一直達到最成熟的高度；一開始塞車時，都是起因於少數幾輛車，隨著越來越多汽車湧入，塞車的情形便越來越嚴重；釋迦牟尼剛開始傳授慈悲之道時，只有少數幾個弟子，名聲遠播之後，門下的弟子漸漸變多，現今全球甚至有數百萬名佛教徒。

沒有任何事物會違反漸進原則，從原子開始一直到更大層面皆是如此，這個法則舉世皆然，是因為所有人乃至萬物都必須遵循，才能以自然的方式發展成熟。當然，我們都有選擇的自由，這是人性中非常費解的部分，也是我們和其他萬物最大的不同，更是大部分人搞砸的原因。如果我們做事時次序混亂，並試圖在混亂之中完成目標，就等於違反了不變的漸進法則，最終還必須承受自身行為導致的後果。就如同在烤蛋糕時，你絕對不會為了更快完成而把溫度調高，因為蛋糕絕對會烤焦，只有長時間穩定的高溫烘焙，才能讓食材成為蛋糕。假設你想要結婚，你也不會馬上就著手規劃婚禮，最好的方法一定是先找到約會對象，看看自己是否喜歡對方，再觀察雙方是否適合、是否有自己喜歡的特質，接著兩人要慢慢建立可以轉變成穩定關係的友誼，隨著你繼續提升溝通技巧，讓兩人關係深化並培養互信，有一天你也許會突然發現，兩人的生活已經緊密結合，足以建立起婚姻關係，最後當你決定要讓所有人知道這個消息，你才選擇用婚禮慶祝。

任何一種過程在長時間漸漸發展後成果會最好，這就是漸進原則，如果你遵循這項法則，便可以獲得大自然的幫助，做為你行動的後盾。因此，當你在學習氣功健走姿勢時，務必要遵守漸進原則，並且慢慢從細節著手，千萬別妄想一夜之間就能學完或是學好所有的健走姿勢，精通一項技能需要花費一輩子的時間，所以不要對自己過於嚴苛，自我期望也要設定在合理範圍內。健走之所以必須維持特定的速度，最大的原因就是：健走的目的不在於提升速度。如果你希望加快速度，隨時可以嘗試氣功跑步。

漸進原則是貫穿本書的主題，每當你在書中讀到這個詞彙，先停下來並想一想漸進原則的意義，在確實了解其中的重要性之後，你就比較不會違反這項原則，在現實生活中也不會因為過於躁進而遇上種種「阻礙」。

輕鬆學習的訣竅

在我們詳細說明氣功健走技巧的重點之前，我想先介紹一些訣竅，讓你的學習過程更容易也更有樂趣。

從簡開始

放鬆點！不需要認為自己應該立刻學會所有的姿勢專注要點，慢慢學習會學得更快。人生中最美好的事物都需要時間發展，因此要讓自己有足夠的時間學習姿勢專注要點，並且讓氣功健走技巧漸漸成熟。你只需要練習到自己可以負擔的程度，別擔心尚未練習的部分，因為總有一天你會完成所有的練習，當然也別忘了為自己所達成的每一個

小目標慶祝一番。

　　練習氣功健走專注要點時，先從你認為對自己最有幫助的要點著手，當你覺得自己準備好後，再接著學習其餘的專注要點，對某些人而言，最有幫助的專注要點可能是姿勢，不過對其他人而言可能是學習放鬆。有一天你會驚訝的發現，自己居然可以同時做到5項專注要點，這正是因為你已經將認真練習的一切融入體內。

　　一旦精通了氣功健走專注要點，就能同時運用多種工具讓你的健走與生活受益，對於那些喜歡一心多用的人而言，或許可以說是美夢成真。

了解即將練習的專注要點

　　外出健走之前，先讓自己熟悉一下你將要練習的姿勢專注要點或其他要點，如果有需要，可以重新翻閱本書並再次閱讀專注要點的說明，確保自己知道接下來該如何練習。

　　你對每一項氣功健走專注要點的認識和了解越充分，就能越快以無懈可擊的姿勢順利健走上路，長期而言，你的任務就是持續調整大腦與身體，讓自己以更健康也更有效率的方式運動。

　　剛開始一定要扎實學習氣功健走專注要點，才能避免不良的動作習慣在後期惡化成大問題。我在第3章曾提過「品質的精準度」，而在這一章你將會實際練習這個概念，只要你願意花時間讓自己更純熟運用氣功健走專注要點，之後在你運用時，練習成果將成為你最珍貴的資產。例如你現在努力學習維持良好的對直姿勢與呼吸方式，就等於擁有兩種珍貴又可提升能量的工具，而且受用一輩子。

努力不懈

培養新的運動習慣需要毅力與堅持，每當人體在學習新事物時，最有效的學習方法就是盡量重複動作或練習，透過一再重複，身體和大腦會有最佳的學習效果。因此，你練習姿勢專注要點的次數越多，就能越快讓肌肉記住動作，直到最後精通每一項專注要點。

起初你可能會因為要做出不習慣的動作而感到些微彆扭或不適，你的身體甚至可能就是阻礙進步的原因，這是非常自然的現象。還記得小時候母親常常告訴你要多吃蔬菜，因為蔬菜有益身體健康嗎？沒錯，蔬菜的確有益身體健康，而你在成人之後繼續吃蔬菜，就會了解良好飲食的益處。

無論你是否正在健走，大部分的氣功健走姿勢專注要點都可以隨時練習。你可以在開車時練習維持正確姿勢，或是在看電影時練習正確的呼吸，完全不需要限制自己練習氣功健走專注要點的時間。讓自己保持充滿創意的頭腦，並且定期練習專注要點，直到專注要點成為你的第二本能，多思考有哪些方法可以在一天當中運用這些動作，接著你就能開始過著有覺知的生活。

剛開始健走時，先規定自己1週運動4天，或是至少每2天運動1次，因為在學習新事物的過程中，密集的練習時間較有助於學習，這麼做也可以避免你每次外出練習時，整個學習過程都得從頭開始。

設定目標、享受過程

無論你投入健走的目的是減重、健身或是為特定賽事進行訓練，你都需要設定明確的目標，不過你的注意力應該要放在練習過程，如

此一來你會更享受每一次的訓練：專注觀察周遭的環境，專注感受自己的身體在空間中自由活動，也專注感受自己完全掌握一項技能的狀態，當你能夠盡情享受過程中的每一步，就會更容易達成目標。

1分鐘姿勢輪替練習輔助學習

學習姿勢專注要點最有效的方法之一，就是運用碼表倒數計時，許多運動錶都有這項功能（練習氣功健走的過程中，附有倒數計時功能的運動錶堪稱必備的配件，幾乎和品質良好的健走鞋一樣重要）。假設你打算練習維持骨盆水平，那麼在開始健走之前，先站在原地並練習幾次保持骨盆水平，接著將計時器設定為1分鐘響1次再開始健走。開始健走的同時按下倒數計時鍵，並練習骨盆維持水平1分鐘，過程中避免分心思考其他事情，要全神貫注於練習骨盆維持水平。計時器響起後，運用1分鐘放鬆大腦，不需要特別思考任何事，計時器再次響起時，讓注意力回到練習骨盆保持水平，同樣維持完整的1分鐘，持續重複這種專注－放鬆的模式，直到健走時間結束。

維持專注1分鐘、接著保持放鬆1分鐘，如此你的身體將很快學會如何在短時間內重新關注每個焦點。如果你外出進行30分鐘的健走，大腦便會聚精會神達15次，這可比你毫無章法的健走要多得多。

與朋友一起健走

由於要自行判斷是否確實做到專注要點並不容易，不如找個朋友一起練習氣功健走，兩人可以相互幫忙記憶專注要點，並確認彼此是否都了解每一項專注要點以及進行方法，也可以運用自己的小技巧，相互提供幫助和建議。如果你定期和一位朋友或一群朋友練習健走，

可以在雙方都同意的情況下，在前15分鐘先熟悉專注要點，只要熟練了，就能在聊天並享受彼此陪伴的同時，更輕鬆練習專注要點。

和朋友一起健走還有第二項神奇的好處，就是有助於彼此堅持執行氣功健走計畫，當你知道朋友正在等著自己，走出門外健走就簡單多了。

訓練工具與裝備

節拍器

查看12種健走類型後你會發現，所有類型都有建議的步頻範圍，也就是每分鐘的步數（spm），而我用過最便利的輔助工具是一款小型電子節拍器，可以夾在長褲的腰帶上（這款精巧的小型節拍器可以在我們的網站上購買：www.ChiWalking.com）。這款節拍器會發出穩定的節拍聲響，方便你的步伐跟上節奏，你也可以根據自己想練習的步頻，手動設定加快或放慢節拍。

如何使用節拍器

參考頁166的「氣功健走對照表」，選擇一種你想嘗試的健走類型，再對照頁面最下方的步頻範圍，在開始健走之前，先將節拍器設定在步頻範圍最低的數字，並關閉提示聲響。接著完成熱身、開啟節拍器並讓步伐頻率配合節拍器的聲響，另外請注意，「氣功健走對照表」的步頻數值指的是單腳步伐頻率，所以你必須用慣用腳配合節拍器的節奏。

如果你覺得自己的步頻過慢，不適合你選擇的健走類型，可以在

節拍器每響起一次時就調快一點，直到步伐頻率可以配合你的健走。

心率錶

　　如果你希望確實了解自己在健走過程中的心跳狀況，我建議你運用心率錶。目前市面上有不少款式，從單純測量心率的簡便型，到可以連接電腦並記錄健走過程中各階段心率、速度與距離的高階型，應有盡有，價格則從台幣1,200元至12,000元不等。雖說這種工具越簡單越好，但你還是必須挑選可以輸入心率上限的款式，讓心率錶成為兼具安全與資訊功能的工具，提醒你自己已經達到特定健走類型的心率上限。

如何使用心率錶

　　查看「氣功健走對照表」並對照頁面下方的建議心率範圍（%MHR），由於表格上的數值是以百分比表示最大心跳率，所以你得先計算出自己的最大心跳率。最簡單的方法是用220減去你的年齡，這是較廣為接受的計算方式，如果你目前有接受任何療程，也可以詢問醫生你的最大心跳率數值為何。

　　隨時觀察戴在手腕上的心率錶數值，並且盡可能讓心率接近預期數值。如果你的心率過慢，加快步頻直到心跳數達到目標心率，相對的，如果你的心率過快，就要放慢步頻（詳細說明請見第5章）。

　　心率錶的另一項功能，是輔助你更有效率的健走。選擇一種可以有效提升心率的健走類型，當你開始健走後，先確認自己的心跳數，再嘗試是否能降低心率但維持相同的健走速度。你可以運用不同的氣功健走姿勢專注要點達到這個目的，例如放鬆肌肉、充分呼吸、運用

核心或是轉動骨盆等。

計步器

　　美國退休協會（American Association of Retired Persons, AARP）和美國健身與營養協會（American Council for Fitness & Nutrition）指出，每日走1萬步不僅有益身體健康，更可以在每天穩定攝取熱量的情況下，幫助你一週瘦下0.45公斤。

　　成人每日平均約走2,000到4,000步，換算為距離大約是1.6至3.2公里。使用計步器可以讓你的健走計畫更有趣。由於大多數人都高估了自己每天的走路距離，因此計步器不失為一種好工具，可以讓你清楚知道自己實際的步行距離。

如何使用計步器

　　開始一天的行程之前，先將計步器歸零並夾在腰帶上，直到一天即將結束、要換上睡衣時，再確認計步器上的數值，可以把數值記錄在日誌中做為將來的參考。

　　連續3天測量你的每日步數，以計算出你的每日平均步行量。如果數字低於每日1萬步，試著以1週不超過20％的量增加每日步數，直到達到1萬步的目標，如果你的目標是每天走超過1萬步，同樣以上述的幅度增加步行量。請記住，你不需要一次完成每日的目標步數，可以分散安排每天的走路時間。

　　以下是一些有助於增加步數的建議：

- 以走樓梯取代搭電梯

- 在午休時間走一走
- 把車停在距離目的地一兩個街區的地方

或是你也可以發明屬於自己的創意方法來增加走路的步數。

鞋子

健走專用

除非你打算赤腳健走，不然你的健走鞋會是雙腳和地面之間唯一的緩衝物，因此穿著符合個人需求與能力的鞋子非常重要。一雙好的健走鞋絕對能帶給你截然不同的健走體驗，可以配合身體一起運動的鞋子，能讓你享受更長里程數的健走。挑選健走鞋的基本原則非常簡單：

- 合腳非常重要，健走鞋不該太鬆或太緊，「鞋頭」要有足夠空間使腳趾血液正常循環。
- 健走鞋的舒適度應該與室內拖鞋不相上下。
- 夏季的健走鞋必須透氣，避免雙腳流汗。
- 健走鞋前半部應該具有彈性，不應過於硬挺。
- 鞋跟應偏低、接近地面，不需要像慢跑鞋一樣墊高。

來健走吧！

好，現在該穿上健走鞋實際上路嘗試了。接下來我們會一一介紹氣功健走技巧中所有的姿勢專注要點，而你很快就會感受到專注要點對健走的影響。

我們先由總覽開始，大致說明練習氣功健走技巧的目的，如此一來，你會更了解自己新養成的動作習慣。

總覽

簡而言之，氣功健走的精妙之處，就是學會在行走時加上些微的前傾。這個動作的目的是運用重力牽引，因為前傾時重力會將你向前拉，提供你推進的動力，這股強大的力量隨時都可以為你所用。

太極拳是一種引導習武者順應大自然的力量運動的武術，運用太極拳面對對手的攻擊也是相同道理，不以拳治拳，而是順著對手攻擊的力量移動，藉此緩和對手出拳的衝擊力。當你用正確的方式走路，身體應該會感受到有控制的前傾力量而向前走，此時是順應重力而非與之抗衡。

若想順應重力的牽引來運動，就必須使身體保持放鬆的一直線，如此一來，重力在牽引時身體才不會僵硬，導致運動過程不順。以這種方法運動時，雙腿的主要功能是在步伐之間支撐身體重量。

練習氣功健走技巧的過程中，請注意以下重點：

- 無論健走或是站立，都要專注維持良好姿勢。
- 健走時要確實抬腳。
- 健走的步伐要小於習慣的步伐。
- 扭轉脊椎並轉動骨盆。
- 在身後延伸步伐，而不是往前跨出一大步（向後延伸步伐的動作是由轉動的骨盆帶動）。

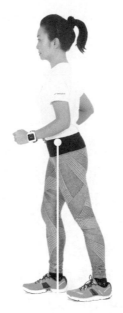

圖8—— 往前跨步時，腳步落在身體重心的正下方

- 放鬆雙臂與雙腿，讓四肢更容易擺動（四肢放鬆可以減少或避免對向前動作造成阻力）。
- 健走過程中身體稍微前傾，往前移動時腳部著地，落在身體重心的正下方（圖8）。

運用「覺知五步驟」學習氣功健走技巧

　　五步驟是非常實用的工具，在任何情況下都能幫助你有始有終的達成目標，因此現在我們要運用這個工具學習氣功健走技巧。覺知五

步驟的應用方法如下，前三個步驟的目的是調整姿勢，第四和第五個步驟則是在健走開始後發揮作用。

1. 首先你必須對直身心，肩膀、髖骨和腳踝對齊呈垂直線。
2. 接著學習如何運用核心，骨盆維持水平、上半身在前。
3. 我們會說明在健走過程中，如何於全身建立平衡。
4. 對自己即將練習的專注要點做出選擇。
5. 一步步練習氣功健走專注要點之後，便可以運用更加健康的健走方式邁步向前。

經過一連串的說明之後，不妨現在開始實際練習吧！

對直身心並運用核心：建立最佳姿勢

無論學員之前的運動經驗有多少，我在教學時一定都從維持良好的健走姿勢開始，姿勢的好壞會直接影響健走的品質，有良好的姿勢支撐身體，健走時才能顯得優雅又有效率。你很快就會體驗到，維持對直姿勢、運用核心肌群並在行走時保持平衡，會讓每次健走結束後，從頭到腳都如同重生般充滿活力。

在身體對直又放鬆的狀態下，氣更容易流動於體內。

接下來的練習中，我們會用中柱這個詞彙指稱你的姿勢。所謂中柱就是穿過身體的垂直中軸線，在你行走或站立時負責支撐體重，在姿勢良好的狀態下，身體是由骨骼、韌帶和肌腱進行支撐，而不是由肌肉負擔這項工作（圖9）。當我看到長期站姿不良的人，會發現他們的頸部肌肉緊繃（因為要撐起頭部）、下背部肌肉緊繃（因為腹部力量不

足)、小腿肌過度發達(因為要支撐不平衡的上半身);而當我看到維持良好直線姿勢的人,通常會發現他們從頭到腳的肌肉都十分放鬆,因為在姿勢平衡的狀態下,他們的體重是由骨骼結構負責支撐。總之,良好姿勢對健康(以及體態)的好處絕對不是三言兩語可以道盡。

　　以下四個步驟可以幫助你建立正確的姿勢,而你的任務就是想像有一條直線穿過肩膀、髖骨以及腳踝,我把這個動作稱為「連結3點」(圖10)。

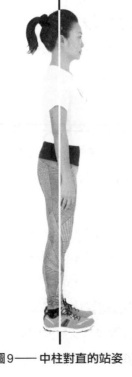

圖9——中柱對直的站姿

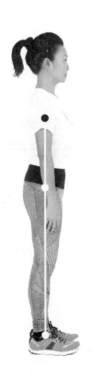

圖10——「連結3點」

第1步：對直雙腳

首先要對直的部位是雙腳，往下看並確認雙腳與髖部同寬且平行，接著放軟雙膝、避免挺直。（避免受傷的小訣竅：如果你在站立時和許多人一樣習慣雙腳朝外，每踏出一步就會拉扯一次內半月板肌腱，最後導致膝蓋疼痛。若想修正這個問題，只需將**整隻腿**朝身體中心線向內轉動，直到足部朝向正前方。如果這個動作讓你感到腿部緊繃，只要先將腿轉動至仍感舒適的程度即可，接著每週增加一點轉動的幅度，漸漸讓腿更向內旋。）對直雙腳有助於舒緩緊繃的梨狀肌（位在臀大肌下方），不過不需要太過擔心，你並不是唯一擁有上述問題的人，大多數人的骨盆部位都容易緊繃，畢竟我們的生活總是充滿壓力。

第2步：對直上半身

下一步驟是對直你的上半身。將一手放在肚臍上，另一手則放在鎖骨下方，接著用上方的手向上提，下方的手則向下拉（圖11），這個動作可以拉直脊椎上半部並且敞開胸口，讓呼吸更為順暢。（若想了解完整的說明，請參考第3章的「呼吸」。）抬起食指頂住下巴（圖12），這麼做可以對直頸部與其他身體部位，同時也有助於消除健走或站立時的頸部疼痛。

第3步：維持骨盆水平

運用下腹部提起骨盆，這個動作必須運用核心肌群，可以幫助你在步行或站立時維持對直的姿勢。

骨盆呈現水平時，要運用下腹肌將恥骨稍微向上提，腹肌群最下

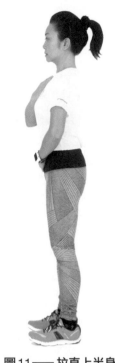
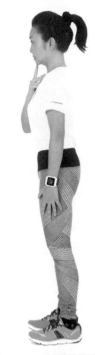

圖11—— 拉直上半身   圖12—— 正確的頭部位置

方的部位稱作錐形肌，直接連結到恥骨。一定要避免用臀大肌維持骨盆的水平，否則會限制腿部擺動，也會使腹肌無法延展（圖13a、13b）。你必須運用身體感知正確提起骨盆，我把這個動作稱為「垂直捲腹」，因為做動作時就像站著將下腹上捲。（如果你無法感受到下腹肌，只要把手放在肚臍下方並且咳嗽，就能感受到下腹肌在用力。）

　　我的太極拳師傅徐谷鳴曾說過，人的骨盆就像盛著水的碗，向前傾時水（你的氣）就會全部灑出，因此要維持骨盆水平，才能將氣收集進身體中心（丹田）。

　　如果你的脊椎下半部過於彎曲（圖14a），可能會導致下背痛的

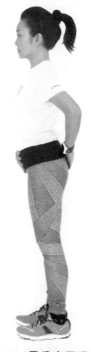
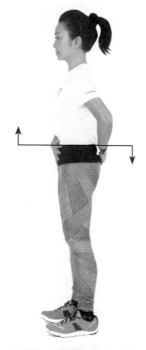

圖13a——骨盆未呈現水平
（請注意此時褲頭向前傾）

圖13b——骨盆呈現水平
（請注意此時褲頭呈現水平）

頻率增加，骨盆維持水平對於受下背痛所苦的人而言，是非常有效的練習，強健的腹部可以拉直下背部，同時緩解對腰椎間盤的壓迫。如果你無法立即提起骨盆，別擔心，只要做到能力所及的程度即可，不過要全天提醒自己繼續強化下腹肌，你的下背部將會非常感謝你（圖14b）。

　　提醒自己維持對直姿勢和骨盆水平的好方法，就是想像身體要做出字母C的形狀：脊椎呈直線、下巴朝下、骨盆朝前上提。C代表的是核心力量（Core strength）、維持中心（Centeredness）以及承載氣的容

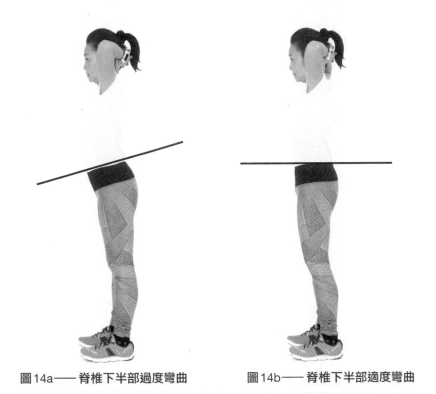

圖14a──脊椎下半部過度彎曲　　　圖14b──脊椎下半部適度彎曲

器（Container of Chi），這些都源自骨盆維持水平的動作，如果沒有正確維持骨盆水平，身體的C形就會反過來，導致你的氣一灑而出（圖15a、15b）。

第4步：上半身前傾

　　骨盆呈現水平之後，下一步就是上半身前傾。首先想像你的上半身──也就是從腿部連結骨盆處以上一直到頭頂──是完整的一體，就像一尊半身像。接著，讓你的上半身前傾約0.6公分，如果你是第一次嘗試這樣傾斜上半身，可能會覺得自己好像正在往前倒，但事實並

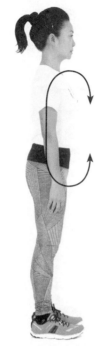 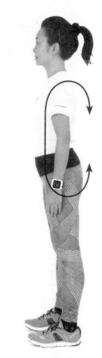

圖15a── 正確的C形姿勢　　　　　　圖15b── 不正確的姿勢

非如此。如果你平常的站姿和大多數人一樣，肩膀位在髖部後方（圖16a），前傾之後你的身體其實會更接近垂直線，並且達到**真正的平衡**（圖16b），我稱之為「真正的平衡」是因為此時你的身體中心線會位在雙腳正上方。如果你的動作正確，應該會感覺到腹肌出力，這是因為你正在運用腹部力量維持姿勢，與你之前的習慣完全不同，請經常練習這個步驟，如此一來你就能鍛鍊出強健的腹肌群、健康的下背部，以及處於完美平衡的姿勢 ── 剛好位在雙腳正上方。

　　另一種感受維持對直姿勢的方法，就是從頭頂向上推，彷彿試圖「頂起天空」一樣。

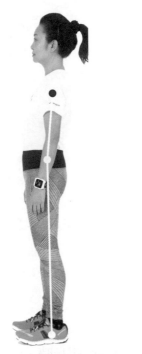
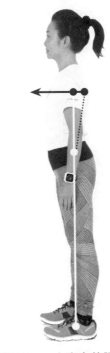

圖16a—— 上半身前傾（修正前）　　圖16b—— 上半身前傾（修正後）

站立時絕對不要挺直膝蓋，這個動作會阻礙氣在腿部的流動，也會對膝蓋造成無法挽救的傷害。膝蓋應該隨時保持微彎，而你的體重則應該平均分布在腳跟和蹠骨。

完成以上步驟之後，你的身體會呈現正確的姿勢，也就是我先前所說的中柱（圖17）。

上述這些對直原則和其他領域的姿勢對直重點完全一樣，例如費登奎斯教育、亞歷山大技巧、皮拉提斯、瑜伽、太極拳以及舞蹈課程等。你可能會覺得讓身體維持這種姿勢非常費力，不過總有一天你會確實感受到姿勢對直，而當你感受到正確姿勢時，就會發現其中的美

妙，身體會像是拉直的水管一般，使原本堵塞的水流再度開始流動。

熟記正確姿勢的感覺

完成上述四個步驟、對直姿勢後，先站在原地一陣子，並熟記這種又高又挺的站姿，無論你覺得這個站姿陌生或熟悉，務必要熟記當下感受到的身體知覺，彷彿用你的心靈之眼「按下快門」一般。試著一次又一次重複這個站姿，每天多次練習，直到你可以在站立和行走過程中 —— 尤其是當腿部正在承受身體重量時 —— 隨時用身體感知正確的姿勢。我有個用來提醒自己注意姿勢的小技巧，就是設定手錶每小時響1次，每當手錶響起，我會快速調整姿勢，然後繼續接下來的行程。如果你沒有類似鬧鐘的裝置，不妨運用一天當中幾個變換姿勢的時間，提醒自己檢查姿勢是否正確：例如上車和下車時、從桌前站起身時、前往和離開辦公室時。

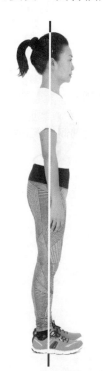

圖17—— 中柱側面示意圖

隨時練習正確姿勢

務必要隨時練習讓姿勢對直，例如在等公車、在銀行排隊，或是在和朋友聊天時，專注在自己的姿勢上，當你越熟練在空閒時間注意姿勢，健走時就越能輕鬆保持良好姿勢。

以前我的太極拳師傅會要求我一週練習2次維持姿勢，每次90分鐘。師傅要我站在原地保持不動，他自己則離開去指導其他學生，

20分鐘後再回來指導我，不過師傅只會微調
我的站姿，接著又讓我站在原地20分鐘。我
學習太極拳的第一個月就是在上述的循環中度
過，雖然當時我覺得這種練習有點惱人，但現
在我確實了解師傅當時的教導有多麼重要，當
我感知到自己的姿勢正在歪斜，我可以立即輕
易的進行微調，瞬間讓身體回到一直線。

檢查姿勢、進行修正

　　如果能運用外在資源確認自己的姿勢是否
確實對直，效果會更好。以下是我發現最簡單
的姿勢檢查方法：拉直身體並且「連結身體各
點」之後，視線往下確認是否能看見鞋帶（圖
18）。如果你的髖部和大多數人一樣太過往
前，就會無法看見鞋帶，不過當你的身體正確

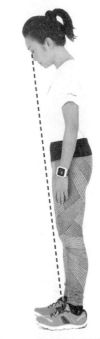

圖18—— 視線往下看鞋帶

對直，清楚看到鞋帶就不是問題。你也可以請朋友幫忙從側面觀察，
確認你的肩膀、髖部和腳踝是否對直，如果不是，就請朋友用手幫忙
調整你的身體，直到所有要點都確實連成一線。當然，站在全身鏡前
側身練習也是個好方法。

　　接下來這項練習很有效，可以幫助你分辨良好姿勢和不良姿勢之
間的巨大差異，也能讓你非常清楚感受到核心肌群在使力。

下拉練習

　　和朋友一起進行這項練習。首先呈現站姿，全身放鬆，假裝你對

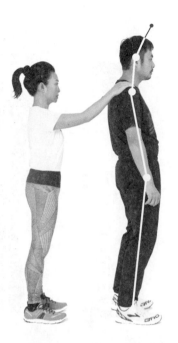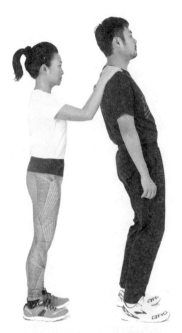

圖19a—— 以核心放鬆的
狀態站立

圖19b—— 輕輕將肩膀往下拉
（注意此時髖部會往前移動）

調整姿勢一無所知（圖19a），接著請朋友站在你的身後，並且輕輕把你的肩膀向下拉。如果你原本的站姿和大多數人一樣，你的背部會向後彎，同時腹部會往前，這表示你的中柱不夠強壯（圖19b）。

現在，再次站直並且重複這項練習，用之前說明過的四個步驟調整姿勢：

1. 對直雙腳
2. 拉直上半部脊椎
3. 骨盆維持水平

4. 上半身前傾0.6公分

確實對直身體之後，再次請朋友把你的肩膀往下拉，然後感受與之前有何不同，你應該會覺得身軀和樹幹一樣強壯而扎實（圖19c）。這項小練習會讓你清楚感受到對直姿勢和運用核心的狀態。

在你練習並熟悉良好站姿之後，下一項努力的目標就是在身體對直的狀態下運動。

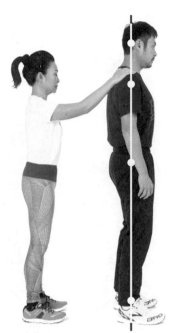

圖19c—— 在核心用力的狀態下將肩膀往下拉

做出選擇：上半身在前、腳步在後

人的雙腿就像會移動的支撐系統，每當足部與地面接觸，腿部會暫時支撐身體的重量。雙腿讓我們能夠行走，但不該是運動的動力來源，在健走過程中，真正的動力源自重力的牽引。

你必須做出的選擇如下：行走時你可以（和大多數人一樣）讓髖部和雙腿在前帶動，迫使雙腿負擔所有推進身體的工作；或是你可以讓上半身引導 —— 在上半身稍微前傾時，由重力牽引你向前移動，如此一來雙腿就會隨著每次跨步向後擺動。

大多數人在行走時，每次跨步都是向前擺動腿部，因此髖部落在前方。這樣的走路方式需要挺直膝蓋、腳跟著地，導致膝蓋承受不少衝擊，因為當腳跟落在身體前方，每跨一步就等同於暫停一次往前的動力。此外，以這種方式行走時，身體會上上下下跳動，是非常沒有效

率的走路方式，尤其以長途健走而言更是如此。

　　運用氣功健走技巧時，當你的步伐結束在身體後，膝蓋會是伸直的狀態，而你的腳部則會回到原始位置，也就是落在身體重心的正下方，而非落在身體前方，這種走路方式可以消除所有對膝蓋的衝擊，並且減輕股四頭肌的負擔。

　　先嘗試以下的練習，用身體感知我剛才所描述的方法。不妨現在就一邊讀這本書一邊練習。

- 首先，用最佳姿勢直挺站立，避免挺直膝蓋，而是要稍微放軟膝蓋。
- 接著將身體重量移至其中一腿，單腿支撐所有的體重，我們把這個動作稱為「單腿站姿」。

　　現在選擇的時刻來了：你可以選擇將另一隻腿往身體前方延伸，挺直膝蓋並用腳跟著地（這是大多數人在行走跨步時的姿勢）；或是你可以選擇將這隻腿往身體後方延伸，以膝蓋伸直的方式讓足部著地，這就是氣功健走的標準姿勢，你的體重會落在前腿，而另一腿則是向後伸展。

　　接下來要說明兩者之間的不同之處：圖20a中，前腿在跨步前半段負責將身體往前拉動，並且在身體移動到足部前方之後繼續推進身體，這種跨步方式會導致幾種後果：腿後側肌因為用力將身體向前拉而使用過度，每踏出一步膝蓋就多承受一些衝擊，還有可能壓迫到下背部。此外，當你的腳趾用力推離地面，就是在冒著過度使用小腿肌和脛、增加受傷機率的風險。

　　而圖20b中，推進身體的力量源自重力的牽引，後腿則在身後延展，此時雙腿唯一的工作就是在跨步結束時伸直膝蓋，接著提起足部以跟上身體的前傾。核心使力並維持骨盆水平，這個動作可以在每次腳步著地時，將上半身維持在足部上方，膝蓋帶動後腿往前，腳趾則漸漸離開地面（而不是用力推離地面），腳著地的部位是腳跟的**前方**，而非腳跟的後方，減少對膝蓋和股四頭肌的衝擊，而腿後側肌在這些動作中幾乎不需要使力。

　　所以當你有兩種選擇 —— 用雙腿將身體往前拉，或是運用重力將身體牽引向前 —— 不論是就短距離、長距離或是一輩子而言，哪一種方法身體會比較輕鬆？健走時保持上半身在前的唯一方法，就是有意

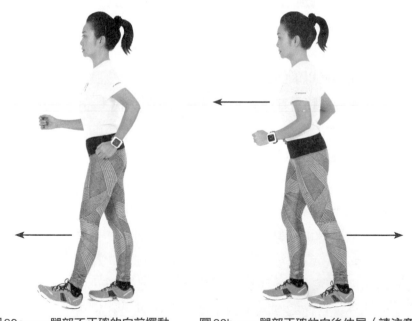

圖20a—— 腿部不正確的向前擺動　　圖20b—— 腿部正確的向後伸展（請注意
　　　　　　　　　　　　　　　　　　　　　　　　後腿是伸直的狀態）

識的選擇這麼做，直到你的身體完全熟悉這種自然又有效率的走路方式，這就是為何我們稱之為「有覺知的運動」。

邁步向前：下半身專注要點

現在我們要以上述練習為基礎繼續學習，接下來的練習為慢動作演練，幫助你運用身體感知上半身在前、足部著地於身體正下方的狀態。

練習太極拳的過程中，習武者必須學習非常緩慢的移動，完成一套固定的連續動作。緩慢動作的目的是讓習武者在變換各種姿勢時，同時練習讓姿勢維持平衡、放鬆、有力及柔軟，如果習武者一開始便移動過快，身體會無法判斷動作是否正確。基於相同的原因，我建議你緩慢進行以下練習，確實感受真正對直的狀態以及身體的動作。

- 一開始先以最佳姿勢站立，膝蓋微彎。
- 將重心轉移至左腿，感受單腿站姿的狀態。
- 抬起右腿並向後延伸一小段距離，此時膝蓋微彎，腳跟應該能輕鬆接觸到地面，你會清楚感受到這就是最佳的步伐長度。
- 現在伸直右腿，並將上半身帶至左腳上方，讓所有的重量移往左腿，同時讓右腳慢慢離開地面，並用膝蓋帶動右腿向前擺動。在整個過程中，膝蓋伸直的唯一時間點只有腳步在身後時，也就是在你抬起膝蓋、準備往前跨步的前一刻，當你伸直膝蓋，應該會感覺到骨盆朝著伸直的腿轉動。

在自然的情況下，骨盆一定會朝著伸直的腿轉動，而當骨盆自然

轉動，你也會同時感受到脊椎扭轉。

提起腳跟、放鬆小腿

在這個環節你會學習如何放鬆小腿，避免因為腳趾用力推離地面而過度使用小腿肌，由於運用氣功健走技巧時，重力會是推進你往前的主要動力，因此小腿可以徹底放鬆、完全不需使力。

站立提腳跟

- 首先我希望你能感受一下，提起腳跟與腳趾用力推地的不同之處。先用腳趾推離地面，你應該可以感覺到腳趾、腳踝和小腿的肌肉都在使力，才能把腳部向上推。
- 接著，放鬆腳踝與小腿，再提起腳跟離開地面，並想像自己正在把腳撕離地面，如同從一捲郵票中撕起一張。抬腳時你的腳趾或足部都不該感受到任何壓力，腳踝是放鬆狀態，所以提起腳跟時腳趾會朝向地面，感受到兩者的差異了嗎？

走路提腳跟

- 調整為最佳姿勢後開始行走，跨步時將腳跟提高至另一腳腳踝上方，用這種方式走20步。每次提起腳跟時，腳踝都要保持放鬆，並且讓腳趾朝向地面，你的腳踝應該會放鬆到一提腳跟，腳趾就會自動垂下。
- 現在回到你平常的走路方式，你應該會感受到蹠骨和腳趾壓在地面上，同時小腿的每一吋肌肉、韌帶和肌腱都非常緊繃，這表示你正在浪費能量！用腳趾將身體推離地面只會讓你受傷，

或是導致脛和小腿肌過於發達，原因就在於小腿肌的功能本來就不在於提供推進力量。

- 接著重新嘗試提起腳跟，並感受每次跨步時，足部沒那麼用力壓住地面的狀態，持續用這種方法行走，直到你跨出每一步時小腿都是放鬆的，可以確實感受小腿放鬆的狀態有多美好。

骨盆轉動

恰比・卻克*唱得沒錯，所有人都該「扭一扭」。

良好的健走姿勢有兩項不可或缺的要素：骨盆轉動與脊椎扭轉。當然其他的要素也很重要，但是髖部和骨盆的運動能力才是正確健走的關鍵，而骨盆的運動能力則是源自脊椎的扭轉能力（圖21）。

進行扭轉

接下來的練習可以幫助你學會轉動骨盆，並感受脊椎的扭轉。

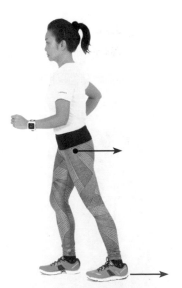

- 首先以雙腳與髖部同寬的最佳姿勢站立，雙膝微彎，重量平均分配在兩腿之間，練習過程中務必要保持骨盆水平。
- 將體重轉移至其中一腿，呈單腿站姿。
- 將重量保持在支撐腿正上方，沒有負重的一腿向身後延展，腳跟舒適的落在地面上（註：髖部會與後腿

圖21—— 當髖部與後腿一起向後移動，骨盆會跟著轉動

---

* 恰比・卻克（Chubby Checker）為著名搖滾創作歌手，翻唱The Twist一曲後聲名大噪，並帶起一陣扭扭舞風潮。

一起向後移動，同時脊椎也會扭轉，60%的體重落在前腳，剩餘的40%則落在後腳）。

- 抬起雙臂在身體兩側，手肘彎曲90度，手掌朝下，想像自己的手肘放在扶手椅的手把上（圖22a）。
- 想像有一條軸線垂直穿過身體，這條線是身體轉動時的中心線，用身體感知到中心線後，將雙臂保持在穩定位置，並開始以中心線為軸心來回轉動骨盆（圖22b、22c）。
- 剛開始先緩慢轉動骨盆，熟悉動作之後再漸漸加快，當你能更熟練的轉動骨盆，就可以加大轉動的幅度。

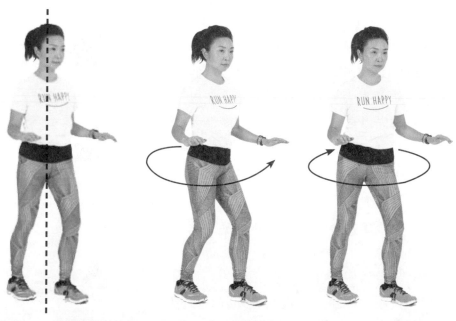

圖22a——準備姿勢：抬起雙臂，彷彿坐在扶手椅上　圖22b——往左轉動骨盆　圖22c——往右轉動骨盆

　　這項有趣的練習可以幫助你放鬆骨盆，如果你有在學騷莎舞（salsa），一定會是班上的佼佼者。練習過程中，你會清楚感受到骨盆同時維持水平與轉動的狀態，多練習這個動作百益無一害，所以請盡可能常常練習。以我自己而言，當我坐在書桌前太久，就會把這項練習當作放鬆下背部的運動。

步頻與步幅的重要性

　　行走時的步幅應該要是舒適的大小，腳跟後側不該有灼熱感，否則就表示阿基里斯腱過度伸展（圖23）。選定適合自己的步幅之後，**無論你的健走速度是快是慢**，務必要維持相同的步伐大小，唯一會隨著速度變動的要素是步頻，也就是雙腳著地的頻率。當你的健走速度加快，步頻會隨之增加，但步幅仍保持不變。如果你仔細觀察健走選手的姿勢，會發現他們的步幅都不大，即使他們可能正在以每分鐘200公尺的速度健走。隨著選手健走速度提升而快速變換的要素正是步頻，所以基本原則如下：加快健走速度時，只需要提升步頻，千萬不可改變步幅，而如果想要加快步頻，只需要增加雙臂的彎曲幅度，並且更快的擺動雙臂即可。

　　步幅和步頻是氣功健走與氣功跑步兩者間最主要的差異，如果你練習過氣

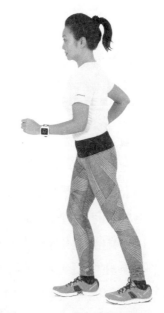

圖23—— 步幅應維持舒適的大小

功跑步，只要記得健走和跑步的原則相反，跑步時步頻絕對不變，隨跑速加快或減慢的要素是步幅。

　　先從以每分鐘60步（spm）的健走步頻開始練習，接著加快到65spm、再到70spm，最終目標是達到75spm。練習上述步頻的時間不需要太長，重點在於讓身體感受到速度增加時，應該調整的是步頻而非步幅。上半身保持前傾0.6公分，可以確保上半身隨時且稍微位在支撐腿前方，此外，小腿必須持續處在被動狀態，腳踝則要一直保持柔軟與放鬆。

　　邁步向前最有效率的方法，就是讓全身呈一致的流線型向前移動，而要呈現流線型的第一步則是要平衡上、下半身的動作，避免身體任何一部分的負擔過重。如果你習慣只用雙腿提供健走的動力，就必須重新調整自己的神經系統，減少對雙腿的依賴，讓上半身多負擔一點工作；反過來說，如果你的上半身沒有放鬆、無法自由活動，雙腿就必須負擔明顯更大量的工作。

上半身專注要點

　　儘管一般說法認定上半身指的是腰部以上，但我對「上半身」的定義則是脊椎彎曲點以上的身軀，也就是上背部與下背部連接處以上。這是因為運用氣功健走技巧時，這一點以上的部位會和上半身一起活動，以下的部位則會與下半身一起活動。由於上、下半身會往相反方向轉動，脊椎也會出現自然的扭轉，而扭轉的中心就落在所謂的T12 /L1（圖24），這個醫學術語指的是第12節（最後一節）胸椎與第

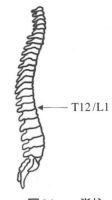

← T12/L1

圖24── 脊柱

1腰椎（圖24）的支點，以中醫的觀點而言，T12/L1是氣進入人體的主要流入點。你必須特別注意這個支點，因為當脊椎從T12/L1開始扭轉，更大量的氣會進入體內，使你在健走過程中更有活力，這幾乎像是大自然創造的永動機（perpetual motion machine），使用的次數越

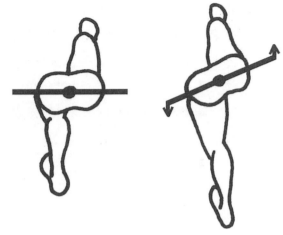

圖25—— 骨盆未轉動（左圖）與
確實轉動（右圖）的差異

多，產生的能量就越多（圖25）。

以下這些上半身專注要點有助於分擔下半身的工作量。

- **彎曲手肘**（圖26a）。手臂的彎曲幅度取決於你想要走多快，以中等速度健走時，手臂彎曲的角度會像是把手放在褲子口袋，大約位在腰部以下。手肘彎曲的幅度越小，健走的速度就越慢，隨著健走速度加快，手肘彎曲的幅度要增加，擺動的力道也要提升。當你以最慢的速度健走，雙臂在身體兩側擺動時可以完全伸展，不過當你正在快走，雙臂必須一直維持在90度，這表示你的雙手絕對不能落在腰部以下的位置，如此一來雙臂就能更快速擺動，進而提升你的步頻以及健走速度。此外，雙手擺在較高的位置時，要小心避免聳肩，否則會導致肩膀與上背部出現不必要的緊繃與疲勞。

● **避免雙手擺動超過垂直中心線。** 彎曲手肘至90度，並想像雙手捧著一顆排球，接著開始擺動雙臂，過程中避免雙臂互相靠近（圖26a）。如果你的雙手超過身體中心線，會產生過多的橫向動作，不僅浪費能量，更可能在將來導致許多問題，因為你的髖部、膝蓋和髂脛束（髖部與膝蓋之間的垂直肌腱，位在雙腿外側）都承受了過多壓力（圖26b）。

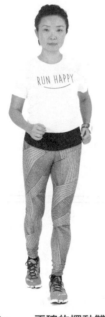 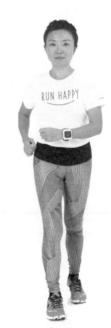

圖26a── 正確的擺動雙臂：	圖26b── 不正確的擺動雙臂：
避免雙手超過身體中心線	雙手超過身體中心線

● **放鬆雙手與手腕。** 健走時手指微微向內彎、拇指在上，彷彿剛抓到一隻蝴蝶，但又要避免捏死牠。手腕打直但放鬆，在健走時避免手腕後彎或是感到緊繃，如果你在行走過程中發現手腕有

緊繃感，只需要每5或10分鐘甩一甩手腕即可緩解（圖27a）。

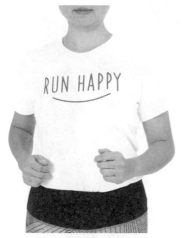 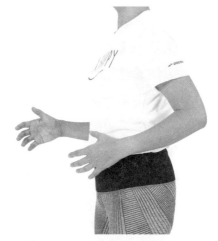

圖27a── **正確的手部姿勢：**
手指輕輕向內彎　　　　　　　圖27b── **不正確的手部姿勢：**
手指伸直

● **肩膀放低、放鬆。** 你的雙臂應該順著肩膀往下垂放，擺動時則要
　維持在身體兩側，許多人在健走時手肘會向身體外側擺動，導
　致頸部和肩膀疼痛。如果你的肩膀或上背部容易緊繃，試著在
　每次健走時，每10分鐘1次讓雙臂在身體兩側完全放鬆，這個
　動作可以訓練你的身體，持續釋放健走中漸漸產生的各種緊繃
　感。

● **手臂向後擺動。** 練習氣功健走的過程中，手臂向後擺動是關鍵，
　這個動作會與身體中柱的前傾相互平衡，也會與骨盆的反向轉
　動形成平衡狀態。練習時找一位朋友站在你的身後，請他把雙
　手擺在你的手肘後方約15公分處，接著你開始擺動雙臂，試著
　用手肘碰觸朋友的手，這項練習可以幫助你了解如何向後擺動

手臂（圖28）。

● 頸部放鬆、對直脊椎。健走時要避免下巴往前或是頭向後仰（圖29b），必須把下巴往回收，並且從頭頂朝天空延伸，這個動作可以讓頸部呈直線，使脊椎上半部有更多延伸空間（圖29a）。頸部維持直線的同時也要保持放鬆，在健走時你可以輕鬆的看看四周，頭部不需要持續直視前方，否則你恐怕會錯過很多美好的事物。

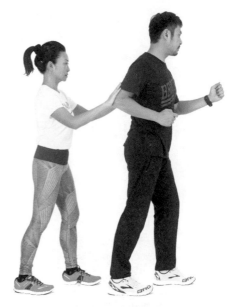

圖28—— 與朋友一起練習向後擺動手肘

● 放鬆臉部，尤其是下巴。許多人在健走時臉部非常容易緊繃，注意自己是否有咬緊牙齒或是用力瞇眼的習慣，尤其在加速時要特別留意。

● 最重要的是，健走時一定要維持骨盆水平、上半身前傾0.6公分！骨盆維持水平、上半身前傾是健走時運用重力牽引最關鍵的兩項專注要點，兩者的功能都是讓上半身在行走時保持對直與前傾。

　　如果你希望自己的健走體驗既能激發活力又放鬆，一定要確實做到上述所有的專注要點，健走過程中需要兼顧的重點非常多，所以當你剛開始學習氣功健走技巧，一次只需要練習一項上半身專注要點，

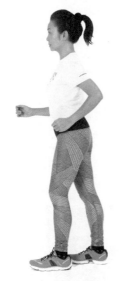 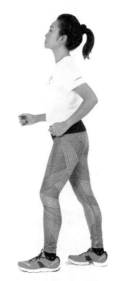

圖29a── 正確的頭部姿勢：
視線維持水平、下巴微收

圖29b── 不正確的頭部姿勢：
避免下巴往前仰

直到非常熟練後，便可以同時練習所有的專注要點。

踏出氣功健走的第一步

如我先前所述，運用氣功健走技巧時，身體重量會集中在每次跨步的前腳正上方，不過要做到這一點，前傾是必要步驟，因為上半身才是往前的動力來源，而非雙腿。基本上，你是藉由控制身體的前傾才能往前走，雙腿的功能只是暫時支撐身體，並不是推進。

以下幾個步驟會引導你了解氣功健走技巧的所有基本事項。

● 呈中柱直挺的站姿，雙膝微彎，感覺體重由雙腳支撐（圖

30b）。接著將重量轉移至其中一腿，另一腿則完全不需要支撐
重量，呈現單腿站姿時，一定要保持骨盆水平，否則髖部會左
右搖擺，導致髖部或髂脛束出現問題（圖30a）。

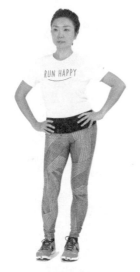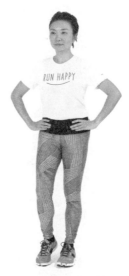

圖30a── 未運用核心時，　　　　　圖30b── 確實運用核心時，
　　　　髖部會左右搖擺　　　　　　　　　　身體對直

- 保持單腿站姿數秒，感受單腳支撐中柱的狀態，讓體重完全落
  在支撐腿上，同時將另一隻腿往身後延伸一段舒適的距離，後
  腳要完全貼在地面上，這個動作就是你的固定步幅，也是跨步
  的結束姿勢。現在，慢慢將後腿向前擺動，並以腳跟的前側著
  地，接著身體水平往前移動，直到你在剛著地的腳正上方建立
  新的支撐中柱（圖31a-31d）。這項練習必須以非常緩慢的速
  度進行，你才能在足部回到原始位置，也就是回到身體正下方
  時，確實感受到身體中心隨之往前移動。

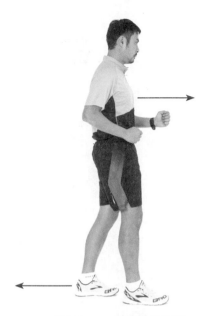

圖31a── 單腿向後延伸

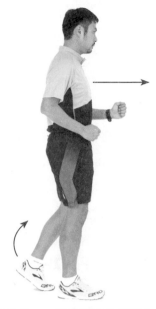

圖31b── 體重落在支撐腿上

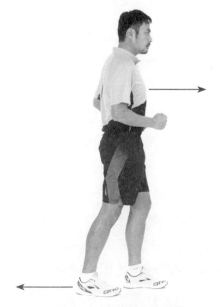

圖31c── 單腿向後延伸

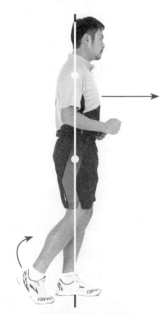

圖31d── 體重落在支撐腿上

（註：步幅一定要保持在舒適且能力可
及的範圍，才能避免過度使用雙腿，並減
低因為健走受傷的機率。）

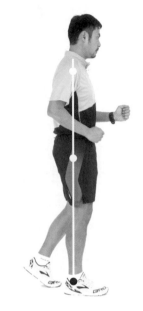

- 現在緩緩將身體重量轉換至另一
  腿，同時中柱要往前傾，如此一來
  你的上半身會與膝蓋一起往前，全
  身也都能優雅的向前方移動。當足
  部著地，前傾動作可以讓上半身一
  直維持在支撐腿的正上方，因此你
  每踏出一步，身體中心便會暫時由
  前傾的中柱支撐（圖32）。此外，

圖32──每一步都要對直中柱

  腿部向前擺動時保持膝蓋微彎也很
  重要（健走愛好者經常犯的一個錯誤，就是在腿部向前擺動時
  挺直膝蓋，接著足部直接著地，這個習慣會對膝蓋造成嚴重的
  傷害）。接下來，當身體移動至支撐腿的前方，支撐腿必須伸直
  後再向後擺動，全身上下唯一會垂直運動的部位就是雙腳，雙
  膝則是像兩個鐘擺一樣水平擺動，此時雙腳的動作軌跡是呈橢
  圓形。慢慢以這種方式練習健走，直到你能清楚感受到運用重
  力牽引的感覺，雙腳也能跟上前傾的速度。
- 每次踏步時，都要配合脊椎扭轉與骨盆轉動，只要先確認T12/
  L1的位置，並且讓支點以下的整個半身隨著步伐轉動，就能
  清楚感受到上述的狀態。骨盆轉動的過程中，你會感覺到髖部
  兩側輪流被後腿向後拉動，許多人的下背部和薦骨附近容易緊

繃，導致骨盆在行走時無法活動，如果骨盆無法轉動，健走時雙腿就必須負擔更多工作。僅僅是骨盆轉動這項簡單的專注要點，就可以讓每一次的健走都成為背部的放鬆運動。

● 「靜止的髖部」還有另一個副作用：髖部痠痛，原因出在沒有骨盆轉動幫助緩和足部著地的衝擊力，導致這股衝擊被髖部關節吸收。在第6章，我會介紹一些很有效的運動，有助於放鬆髖部與骨盆，如果你和大多數人一樣骨盆容易緊繃，我建議你每次開始健走前，先進行一些放鬆髖部的運動。

以下的複習列出了練習氣功健走技巧時應該謹記的重點。

1. 順應重力的牽引往前移動，避免用雙腿推進身體向前。

2. 腿部向前擺動時避免挺直膝蓋，應保持膝蓋微彎，這個動作可以讓足部著地落在身體正下方，而不是身體前方。

3. 蹠骨不應用力推地，應輕輕離地、往前抬起膝蓋，同樣由重力牽引身體向前。

4. 手肘向後擺動，平衡前傾的動作，避免在健走時往前擺動手肘。

5. 健走時前傾上半身，避免讓身體維持直挺狀態，使每次跨步時都能善用重力的牽引向前。

6. 健走速度加快時，雙臂擺動速度以及步頻都要隨之提升，無論速度為何，步幅都不改變。

7. 健走時要讓脊椎扭轉與骨盆轉動，這麼做有益於脊椎健康，還可以透過每次跨步為體內各個器官按摩，也能使走路姿勢更為順暢。

8. 健走時骨盆保持水平，避免髖部在前，以減少下背部的壓力。

　　你不需要強迫自己一次學會所有的氣功健走技巧，只要一次練習一項專注要點，直到有餘力繼續學習下一項要點即可。多給自己一點時間慢慢累積學習成果，會更容易學會完整的健走技巧，當你選擇一次練習一項專注要點，會發現各項專注要點逐漸融合成為單一、和諧的動作。如果你偏好透過視覺畫面學習，或是你想要清楚觀察如何進行氣功健走，我建議你購買《氣功健走DVD》作為本書的輔助教材。

　　改變走路方式是非常有價值的選擇，因為你從健走中獲得的益處，對生活中各個面向都很有幫助。這套健走技巧可以有效提升健走計畫的效果，無論你是初學者或是老手都是如此，這是因為你的運動方式與自然法則及氣的流動完全一致。和其他真正的修練一樣，你越堅持長期練習氣功健走原則，所獲得的體驗就越深刻，你花費在練習的時間將會非常值得，很快就能有所收穫。

12種氣功健走類型

放慢腳步，生活更多采多姿。
—— 甘地（Gandhi）

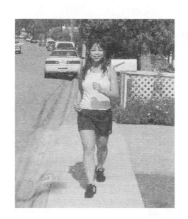

當你在一夜難眠之後，卻必須一進辦公室就參與重要會議時；或是在度過瘋狂又混亂的一天後，卻必須載著一整車小孩去參加課外足球賽時，你是否曾經希望可以像按下開關那樣迅速轉換自己當下的心情？

該如何在你需要時獲得能量，但不必使用任何興奮劑？

在你最需要放鬆時，該怎麼做才能達到目的？

如果你只有20分鐘，要如何才能充分運動？

一旦你熟悉基本的氣功健走技巧，就能踏入全新的領域、享受截然不同的健走樂趣。這一章會完整介紹各種健走類型，而這些健走練

習的目的是提升人類體驗的四個層面：生理、情緒、心理與精神。

　　本章包含12種不同的健走類型，你可以根據自己在生活中所需要的能量從中擇一，不論你想要調節身體、放鬆肌肉、緩和心跳或整理思路，都有合適的健走類型可以幫助你達到目的。接下來你將有機會認識健走的大千世界，在這裡，你可以成為自己身體的主人，而非身體的奴隸。

　　我建議你先讀一遍，挑出最符合自身需求的健走類型，接著嘗試看看，實際體驗這類健走對你的效果，最好能重複練習每一種健走類型數次，讓自己熟悉各種健走方式。如果你需要影音教材輔助，請造訪www.chiwalking.com。

　　開始說明每一種健走類型之前，會有一段概述介紹這類健走的目的、目標心率範圍（以最大心跳率MHR的百分比表示）、步頻範圍（以每分鐘的步數spm計算）以及健走的建議時間長度。

　　由於每個人的身體狀況不同，我們建議你在開始執行任何健身計畫前，先諮詢專業醫療人員。

如何計算最大心跳率

　　如想計算自己約略的最大心跳率（MHR），只需要用220減去年齡即可，所以假設你今年50歲，最大心跳率就會是每分鐘220–50=170下（bpm），這個數字大約是你的安全心跳數上限，換言之，你絕對不會想看見自己的心率飆高到這個數值。而計算有氧心率範圍的方法，就是將最大心跳率分別乘以0.55和0.7，因此計算結果會是170×0.55=94以及170×0.7=119，亦即如果你今年50歲，有氧心率範圍會落在94到

119bpm之間。

如果你不怎麼擅長數學，也不太想仔細計算這些數值，你可以採用另一種方法：當你能夠邊健走邊唱歌，表示走路速度過慢，沒有達到有氧運動的標準；當你能夠邊健走邊順暢聊天，表示你可能正好在有氧範圍內；然而如果你因為快喘不過氣，無法順利談話或說出較長的句子，就表示你已經達到上限。當你進行任何形式的有氧健走，心率都應該落在所謂的有氧區間。

如何測量心率：每分鐘心跳數

測量心率的單位是每分鐘心跳數（bpm），以下方法都可以用於測量脈搏，而第一種方法不需要特別的技術也最省錢。

1. 將2隻手指放在頸部側邊，也就是喉結的旁邊，數出你在15秒內的脈搏跳動次數，接著乘以4計算出每分鐘心跳數。

2. 配戴心率錶，你可以在氣功健走網站或是運動用品店購買，這種精巧的裝置每3秒會顯示一次心率數值，並且持續告知你心臟當下的狀態。

如何測量每分鐘步數

測量這項數據其實很容易，只要計算右腿在1分鐘內的跨步次數即可，算出的數字就是你的每分鐘步數（spm）。另一個更簡單的方法是運用節拍器，先以平常的步伐走路，再將節拍器調整至完全符合腳步

的頻率即可。

以下的健走類型全部都包含在「氣功健走對照表」內（見頁166）。

1. 心肺健走

- 目的：鍛鍊心肺能力
- 目標心率範圍：70-80%MHR
- 步頻：70-80spm，以快速/輕鬆的配速交替進行
- 時間長度：30-45分鐘

健走效果為何？

　　心肺健走（Cardio Walk）是專為提升心肺能力而設計，因此我們建議你在進行這類健走或是其他心肺訓練之前，先詢問醫師的意見。

　　輪流加快和減慢心率，可以有效鍛鍊心臟肌肉，就像透過手臂重量訓練打造強健的雙臂肌肉。鍛鍊手臂肌肉的過程中，你可能會先從5磅的重量開始練習，舉起10次為1組，每次練習5組，接著在幾週之後，漸漸增加重複練習的組數，直到舉起5磅的重量變得易如反掌。接下來你會把重量增加至10磅，並回到原本的10次為1組，每次練習5組，也就是以新的重量重複與之前相同的加強訓練過程。長期下來你會逐漸鍛鍊出更強壯的肌肉，而這種緩慢的漸進過程也較容易實行。

　　進行這類健走時，你需要先以60-65spm的步頻暖身10分鐘，再開始間歇練習。也就是在短時間內以快速健走提升心率達到有氧能力的上限，接著再以短暫的緩和健走，讓心率回到有氧區間的下限，透過

這種方式提升和降低心跳數，可以使心臟肌肉更加強韌，也更有效率地輸送血液。

健走方式

開始練習時，先進行輕鬆的暖身健走10分鐘，步頻大約落在60spm，感覺到全身放鬆、肌肉完成暖身後，就可以開始進行間歇練習。以非常急促的配速快走1分鐘，再以和緩的配速（60spm）慢走1分鐘，重複交替1分鐘快走和1分鐘慢走約10-15分鐘之後，再減速回到輕鬆的配速，完成本次健走的最後10分鐘。

每次以健走作為心肺訓練時，心率應該落在最大心跳數的60-85%，以先前50歲的例子而言，心肺區間會落在102-145bpm，依你的調節能力而有所變動。由於上述數值屬於偏高的心率，你只需要短時間維持這個配速，當你的體能狀況漸漸提升，身體就能在練習過程中安全承受更高的心跳數。

這種健走類型是以間歇練習的方式進行，過程中你的心臟會經歷鍛鍊與休息模式的循環，這正是訓練強健「肌肉」最合適的方法。

「鍛鍊」模式

進行心肺訓練時，你必須以急促的配速、也就是偏高的步頻健走，至少要達到70spm，如果你有節拍器，請把節奏設定為70-80bpm，並在「鍛鍊」模式時以節拍器的聲響為標準（健走用小型節拍器可透過氣功健走網站購買）。為了在「鍛鍊」模式加快步頻，你必須更用力擺動雙臂，同時要保持較小的步幅，好讓雙腿快速輪替並提升心跳數，雙臂呈90度角、快速向後擺動手肘（70-80spm），此時上半

身應保持微微前傾，且位在雙腳正上方。透過這些間歇練習讓心臟變得更健壯後，就可以將步頻加快至接近範圍上限。

「休息」模式

進入休息模式之後，放低雙臂並且讓身體從維持前傾回到放鬆狀態，步頻也要放慢至舒適的配速（60-65spm），但避免放慢到閒逛的速度。休息模式的重點就在於放慢步頻，直到以舒適且可恢復體力的配速行走，大多數人在此時都會自然讓步頻放慢到約60spm，「休息」模式並不需要使用節拍器，只要運用你的「感覺」即可，也就是讓呼吸和緩，直到你可以輕鬆與人對話。

練習頻率與份量

這類健走應1週練習1次，最好安排在同一天。你必須計算自己每週練習鍛鍊模式的次數，並且記錄在日誌中、持續追蹤這些數據，以觀察自己的進步幅度。如果你不想一次次計算間歇練習的次數，只要記錄進行快/慢交替練習的總分鐘數再除以2即可，計算結果就是間歇練習的次數。如果你覺得身體狀態許可，可以逐週增加練習次數。

判斷適合自己的練習次數最好的方法，就是運用身體感知自己在間歇練習後半段的狀態，如果你開始感到疲勞而無法維持輕快的步頻，當天的練習就該到此為止。記錄自己完成的練習次數，並且在下週至少完成相同的次數，接著當你確實在下週完成相同次數的練習後，不妨設想看看如果在計畫中多加一次間歇練習，身體會有什麼感覺，若身體不會有太大的負面反應，表示你已經準備好多做一次練習，但如果你覺得可能太過費力，不妨多等一週再嘗試看看。

　　千萬不要在身體感到不適時增加間歇練習的次數，沒有必要為了練習而受傷，切記，我們的目的是變得更健康。

　　如果你的練習方法正確，這類健走會讓你感到適度的疲勞但活力十足，你會確實感受到練習的效果。

2. 有氧健走

- 目的：改善有氧能力以及代謝脂肪
- 目標心率範圍：55-70％MHR
- 步頻：60-70spm，中等配速
- 時間長度：60分鐘以上

健走效果為何？

　　有氧健走（Aerobic Walk）非常適合和朋友一起進行，在聊天的同時還能維持心肺以及腿部的良好狀態。這也是氣功健走中最受歡迎的類型，因為能有效燃燒脂肪與卡路里，有氧健走就是這麼有趣又健康的活動。

　　那麼，有氧健走難道就這麼容易？當然不。有氧健走帶來的一切驚人效果，唯有在健走開始30分鐘*之後*才會真正顯現，這表示你運動的時間越長，燃燒脂肪的效率就越好，也因此，有氧健走通常會是所有健走中時間最長的。如果你還不習慣健走30分鐘以上，可以先試著走完30分鐘就休息，再以每週或雙週的頻率漸漸延長健走時間，此外，若你想嘗試延長任何一類健走的練習時間，請以分鐘為延長單位，而不是里程數，例如每週增加5分鐘就已經算是長足的進步，很快

你就能在不知不覺中走上1小時。

　　請切記這項健走練習的目的並非鍛鍊腿部力量，也不是直接加強心肺能力，真正的目標是改善身體的氧傳送系統，使肺部更有效率的運作，並且滿足肌肉在運動過程中的需氧量。因此，我們建議你以輕鬆、舒適的配速進行有氧健走，如果你在練習過程中行走速度過快，肌肉中肝醣的燃燒速度也會過快，導致你在運動後感到飢餓，想吃碳水化合物以補充從肌肉流失的肝醣。

　　然而，如果你以舒適的配速健走，將心率控制在有氧區間內，身體便會偵測到其中的差異，燃燒肝醣的速率也會慢下許多。大約在健走開始30分鐘後，身體會開始燃燒脂肪細胞（而不是主要燃燒肝醣）以產生能量，儘管在燃燒脂肪的過程中會消耗肝醣，但所佔比例並不高。

　　在有氧健走時維持舒適的配速十分重要，因為健走的速度越快，燃燒肝醣的量就越大，導致消耗脂肪的比例降低。因此，如果你希望運動時每分鐘燃燒的脂肪達到最大值，就要根據自己的調節能力，在最大心跳率的55-70%範圍內進行有氧健走，並且持續至少30分鐘。若健走時間達到1小時，身體燃燒的脂肪與肝醣比例是50%與50%，健走2小時後數據會變成70%脂肪與30%肝醣，3小時後則是十分驚人的80%脂肪與20%肝醣。了解了吧？有時候慢慢來收穫會更多。

- 暖身：10分鐘
- 步頻：60-65spm
- 慢速、長距離
- 重點在於持久，但無須彼此競爭

- 長時間維持步頻
- 正好維持在可聊天的程度
- 心率應落在最大心跳數的55-70%
- 雙臂半彎
- 練習至少持續1小時

如何進行練習？

　　練習場地沒有特別限制，只要你能夠維持穩定的配速，且不會經常停下腳步即可。雙臂必須保持半彎，維持60-65spm的步頻與舒服的步伐，不快也不慢，將步頻試著保持在60-70spm之間。心率控制在有氧區間內，也就是最大心跳數的55-70%。

練習量為多少？

　　有氧健走是最有趣也最有效的健走類型，如果你才剛開始投入健走計畫，先從健走30分鐘開始，再漸漸增加練習時間直到你可以健走1小時。具備健走1小時的能力後，你的目標就再也沒有極限，不過務必要以安全的速度增加練習量：每週增加的練習時間不得超過總練習時間的10%。

3. 山坡健走

- 目的：鍛鍊上半身與腿部力量
- 目標心率範圍：60-75%MHR
- 步頻：60-70spm，中等配速

- 時間長度：30-45分鐘（如有需要可延長時間）

我對山坡有種無法自拔的偏好，一有機會就會到住家附近的林道健走。我把山坡健走（Hilly Walk）視為3D的健走練習，因為除了左右轉彎，還能體驗上上下下的有趣地形，即使練習場地的高度不高，視野還是開闊不少，尤其可以看見自己與周遭環境的相對位置，更讓我感到心曠神怡。我很幸運能住在山坡綿延不絕、景色優美的地區，就算你恰好住在地形平坦的地區，總有機會在旅遊時遇到山坡地形，所以這類健走還是可以助你一臂之力，另外你也可以把這類健走的專注要點應用於跑步機爬坡模式的練習。

健走效果為何？

這項練習有數種效果，首先你可以鍛鍊上、下半身肌群，尤其是髖部和肩膀的肌肉，同時你也會了解到適當、穩定的配速有多重要，以及了解如何善用技巧輕易征服任何一種坡地。山坡健走絕對是扎實鍛鍊心肺有氧能力的大好機會。

如何進行練習？

山間林道是很理想的練習場地，但要是社區道路就有坡度，也能產生相同的效果，如果你不太清楚住家附近何處有坡地，不妨詢問朋友是否有推薦的私房地點。此外，我也喜歡騎腳踏車前往鄰近的山坡地區，可以在路程中順便完成健走前的腿部暖身運動。

衣著以多層次穿搭為佳，由於登山通常較費力，體溫在健走過程中會大幅變動：上坡時體溫隨之上升，一旦回頭要下山時，身體很

快就會冷卻，這時你就會開始後悔把毛衣留在車上了。如果山坡健走的里程數很長，我會準備小型的一日背包，方便攜帶所有必需品：衣物、食物和飲水等。為避免在健走剛開始時過度拉伸雙腿，爬坡上山之前務必要在平地暖身5-10分鐘。

開始爬坡之後，步伐要比走在平地時稍小，上坡時步頻也會較平常緩慢，依坡度不同，步頻應該會落在55-70spm不等，但不應超出這個範圍太多。務必記得的重點是，一定要採用舒適的步頻健走，並且穩定維持相同的配速，如果你在健走開始後時常停下腳步或是步頻變動過大，能量燃燒的速率會十分不平均，如此不僅效率低落，更容易令你感到疲憊。

保持穩定是這項練習的關鍵，在爬坡過程中，雙腿主要的推進力量來自骨盆擺動以及每次跨步時後腿伸直，千萬要避免爬坡的步伐落在身體前方，也要避免用雙腿力量將自己拉上坡，否則你的腿後側肌可能會受傷。你的身體一定要往上坡的方向前傾，腳著地時上半身才能維持在足部正上方，而腳落地的同時要運用髖部帶動、伸直腿部。

健走上坡時，手臂要以最大幅度擺動，甚至誇張一點也無妨，與在平地健走時不同（手臂一定要向後擺動），爬坡時手臂要全力朝前擺動，彷彿用繩子把自己向上拉動一般，接著再全力向後擺動。每次運用髖部和腿部帶動身體時，一側的手臂要朝著上坡方向延伸，同時另一側的手肘則要向後延伸（圖34a）。

健走下坡時，隨時保持屈膝並縮小步幅以減少衝擊力，這麼做也有助於回正尾骨，使下背部維持平坦，降低該部位產生的壓力。

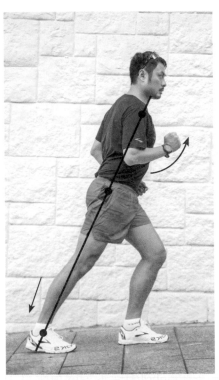
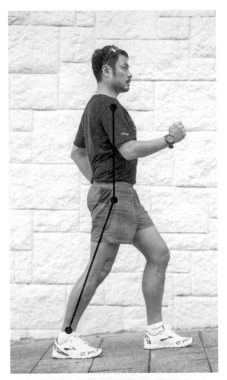

圖34a── 身體向前傾，
手臂朝上坡方向擺動，後腿伸直

圖34b── 不正確的上坡技巧：
步幅過大且身體過於挺直

練習量為多少？

以山坡健走而言，只要你的身體狀況允許，練習時間並沒有特別的限制。基本上山坡健走屬於里程數較長的類型，因此時間範圍可能會落在45分鐘至1小時以上，只要運用身體感知自身狀態是否良好即可。山坡健走比平地健走更為費力，因此當你在考量練習距離時，一定要遵循以下原則 ── 山坡健走的長度千萬不可超過平地健走，如此一來便能確保練習量仍在安全範圍內。

　　以下列出幾項其他形式的山坡訓練，不僅能提升你的心肺能力，也可有效鍛鍊髖部與肩膀。

爬坡練習

　　練習地點選擇大約1個街區的距離，或是有2分鐘上坡路程的山坡，依據你的身體調節能力，可以挑選較陡峭或是較平緩的地形，當然，山坡越是陡峭，練習就越費力，因此隨著你的心肺調節能力提升，你應該要進一步挑戰在起伏更大的山坡上進行練習。

　　先在平地暖身至少10分鐘再開始練習，從山坡下出發，並保持輕快的步頻（65-70spm），步幅要比平常稍大一點，同時運用剛才提到的技巧：往上坡的方向前傾，並盡可能放大髖部與雙臂的擺動幅度。

　　當你到達坡頂後（或是在坡頂健走2分鐘後），轉身並往回走下山坡，步伐維持短而輕快，且過程中要確實提起腳部。依山坡的陡峭程度差異，步頻最快可達到75-80spm，山坡越陡峭，步頻就越快，此外下坡時雙臂的擺動幅度要縮小。最後，當你回到山坡下，就再轉身上坡，進行下一輪的訓練。

山坡持久健走

　　這項訓練的步頻範圍是60-70spm，訓練地點比爬坡練習更為平緩，而訓練的重點則在於維持，也就是在走上較長的山坡時，嘗試維持一定的步頻與步幅。這項訓練的概念是調節速度，使你在山坡健走的整個過程中，都維持相同的費力程度，而練習目標就是不論你走到山坡頂或山坡下，感受到的費力程度都是一致的。

練習量為多少？

　　在身體感覺良好且沒有運動過度的情況下，可以盡量多做練習，一旦感覺到胸腔不適或呼吸困難，一定要立即停止練習，待身體漸漸恢復後，再慢慢回頭走下山坡。

　　這類健走的目的是鍛鍊而不是過度使用心臟，因此務必要謹慎拿捏並用身體感知自己的極限，確實記錄自己目前能夠完成的練習次數，下次練習時就能以記錄的次數為基準開始進行。我們建議你每週進行一次練習，不僅能有效提升心肺調節能力，也可以鍛鍊肌肉。

　　選擇適合的練習場地時，最好能找到坡度穩定的山坡，長度要在800公尺以上。未來當你進行長途登山、需要以穩定速度上坡數公里時，就會發現透過這項訓練所培養出的調節能力非常有用。此外，你的練習總時間最好落在30分鐘至1小時。

　　如果你的訓練目標是參加山坡型的健走賽事，試著在住家附近找到類似比賽中最長上坡的「模擬」山坡，接著持續練習直到你能夠不吃力地走完全程，並且在過程中維持穩定的心率。

　　上述的兩種山坡健走訓練都能使你的心率接近有氧區間上限，同時也能有效改善心肺調節能力。

4. 鬆筋健走

- 目的：舒緩肌群與關節，同時放鬆全身
- 目標心率範圍：50-65%MHR
- 步頻：55-65spm，非常輕鬆的配速

● 時間長度：30-45分鐘

健走效果為何？

當你發現身體有多處感到緊繃，鬆筋健走（Loosening Walk）能奇蹟般舒緩肌肉與關節，彷彿你才剛享受完全身按摩。在你長時間乘車或搭機後，這項健走練習可以為你帶來諸多好處，只要在旅途一結束時，立即用鬆筋健走犒賞自己一番，你很快就會在不知不覺中恢復正常狀態。

如何進行練習？

在鬆筋健走的過程中，你會以放鬆的配速步行，同時完成一系列的鬆筋操，分別舒緩不同的身體部位。

開始練習之前，先站在原地並甩動全身，雙臂放鬆垂掛，搖擺髖部與脊椎，使全身上下一齊晃動，這個動作可以幫助你在練習一開始就舒緩肌肉的緊繃感。

以輕鬆的配速開始健走，在練習過程中，你要從頭部開始一路往下放鬆身體，一直到雙腳為止。

1. 放鬆臉部。先收緊臉部所有的肌肉5秒，再一次放鬆全臉，在1分鐘內重複這項練習。

2. 放鬆頸部。往同一方向轉動脖子5圈（彷彿用頭部畫圓），再往反方向轉動5圈，圓圈不需要過大，只要脖子有轉動就有效果，在1分鐘內輪流以順時針和反時針方向轉動脖子。

3. 放鬆肩膀。以畫出大圓的方式轉動一側的肩膀（往前、往上、

往後、往下），直到肩膀回到原本的位置，一側肩膀重複轉動5次，再換一側轉動5次，如此輪替練習1分鐘。

4. 放鬆雙臂。雙臂放鬆懸掛在身體兩側，甩動手腕時雙臂完全不使力，這個動作可以放鬆手臂從上到下的肌肉。持續進行1分鐘。

5. 放鬆脊椎。手肘彎曲成90度，緊靠身體兩側（避免擺動雙臂），上半身維持不動，下半身則隨著每次跨步完整的轉動。以這種方式行走時，你會感覺到脊椎輕微扭轉，這個扭轉的動作可以舒緩脊椎附近所有的韌帶與肌腱，所以務必要確實扭轉脊椎。持續行走1分鐘感受脊椎的扭轉，接著讓雙臂放鬆、自然擺動。

6. 放鬆髖部與骨盆。每次腿部向後擺動時，讓髖部隨之向後移動，這個動作可以帶動骨盆轉動，同時髖部的運動範圍也會增加，感覺會像是跨出非常大的步伐。持續練習1分鐘。

7. 縮小步幅，行走時小腿不使力，每次跨步只需要將足部抬離地面，就可以保持小腿肌和腳踝放鬆地踏出每一步，腳步著地時則要放鬆足部，以上述方式行走1分鐘。

練習量為多少？

以1分鐘為單位輪流練習身體各部位的專注要點，接著再次從頭部開始練習到足部為止，在30分鐘的健走時間內，你應該可以完成4個完整循環。

如果你只有15分鐘可以運用，鬆筋健走會是很好的選擇，這項練習也很適合在較長程的健走之前進行。你可以在午休時間嘗試鬆筋健走，接著就能神清氣爽又放鬆地回到辦公桌前，心平氣和的迎接下午的工作。

5. 上身健走

- 目的：加強鍛鍊肩膀與雙臂
- 目標心率範圍：55-70%MHR
- 步頻：65-70spm，中等配速
- 時間長度：30-45分鐘

健走效果為何？

如果你覺得自己的手臂、胸腔或肩膀稍嫌軟弱無力，一定會愛上上身健走（Upper-Body Walk），因為上身健走可以加強鍛鍊肩膀與雙臂的肌群。練習方法是在以有氧配速健走的過程中，使用手提式重訓器材輔助，器材的重量必須適中且密實，最好附有手腕帶，健走時就不需持續緊握。

如何進行練習？

1. 與平常一樣進行10分鐘的暖身，接著將步頻調整為60-65spm。
2. 握緊手提式重訓器材，並將手肘彎曲90度，雙臂擺動時手掌心朝下。
3. 轉動手臂直到雙手掌心相對（也就是正常的走路姿勢），接著開始健走。
4. 健走過程中，以手掌心朝上的方式擺動雙臂。
5. 伸直手臂，並且讓雙臂隨著器材重量在身旁擺動，擺動雙臂時手肘呈直線，如此便能有效鍛鍊肩膀。先以小範圍的動作開始練習，肩膀可以負擔時，再漸漸增加擺動的幅度。

如果你希望進行更多訓練，以下提供幾種額外的輪替練習。

- 雙臂朝兩側伸直張開（想像自己是一架飛機），保持這個姿勢步行5分鐘。
- 雙臂朝前方伸直，保持這個姿勢步行5分鐘。
- 在身體兩側重複舉起、放下雙臂（彷彿在拍動翅膀），持續5分鐘。
- 手肘保持在身體兩側，每次跨步時輪流彎曲一側手肘（彎舉）。

練習量為多少？

上述的每一項練習都能以5分鐘交替的方式進行，或是在肌肉感覺疲累時就變換動作，選擇最符合身體狀況的方法即可。在練習過程中，最重要的一點就是用身體感知自身的極限，以免過度使用肌群。隨著身體漸漸習慣原本的練習量，你可以開始增加輪替練習的時間長度，總練習時間在30-45分鐘，此外練習過後務必要確實伸展。

完成這項訓練後的一兩天，你可能會感到些許肌肉痠痛，這是正常現象，可以多補充水分，促進代謝肌肉中的乳酸。

6. 集氣健走

- 目的：收集氣的能量並注入身體
- 目標心率範圍：50-65%MHR
- 步頻：55-65spm，非常緩慢的配速
- 時間長度：60分鐘以上

集氣健走（Chi-Gathering Walk）的目的是刺激感官知覺，幫助你從周遭環境吸收更多的氣。

氣是一種能量，可以透過人的感官察覺並吸收，這股能量就是你與外在世界的連結，例如當你看見美麗的景色且因此感到心情愉快，就表示這個景點含有許多氣。艾克哈特・托勒曾如此描述：「氣是所有形體的內含生命，是世間萬物的內在本質。」

健走效果為何？

在集氣健走的過程中，我們會練習培養感官知覺，並且從周遭環境收集氣，最後再運用氣促進自身的健康、活力，以及為日常活動提供能量。

這項健走練習的重點在於身體感知，以及排除腦中所有不相干的思緒，完全專注在感官知覺上。你必須聆聽、觀察、感受自身的感官印象，盡可能專注，一心一意投入其中。

進行這類健走的最佳地點就是大自然，最好盡你所能接近自然，越是深入大自然、越是遠離人群與文明的束縛，效果就越好（但要注意人身安全）。大自然中蘊含的氣最為純粹，型態也最適合人體吸收，唯有在大自然中，氣才會如此豐富而強大。

打造合適的狀態

進行集氣健走的前後，都要為自己預留充裕的時間，最理想的情況是將整個早晨都投入健走，避免過程中感到倉促。放下你的手機、任何思緒以及所有待辦事項，選擇天氣宜人的一天走出家門，避免讓下雨、下雪或其他天氣狀況阻撓你的健走日。在你多次練習這類健走

之後，可以邀請朋友一起參與，不過在此之前，我們還是強烈建議你獨自進行，甚至練習地點也要挑選在不受打擾的大自然之中。

　　由於集氣健走的目標是感受外在環境，不需要過於擔心練習的里程數或速度。事實上，這類健走的進行速度非常緩慢，甚至稱不上是真正的運動，雖然我建議你預留半天的時間健走，但練習時間結束時你大概不會走得非常遠。我曾經練習過3-4小時的集氣健走，但走完的總里程數只有約1.6公里，但儘管放心，你從中獲得的益處絕對不限於健走本身，你的付出將換得豐厚的回報。

攜帶物品

- 雙肩後背包與飲水
- 如果有保溫瓶，可以裝入熱茶（非必要，卻是健走日的良好調劑）
- 小型的露營地墊或瑜伽墊，方便坐下
- 因應天氣變化所需的各種衣物

選擇地點

　　務必事先決定健走地點，如果附近的公園已經是你最能接近大自然的地方，這也不失為一個好的練習地點。儘管你的健走里程數不會太長，練習地點還是要具備值得探索的條件，最好能選擇你最喜愛的地點進行集氣健走，好讓自己充分享受景色並全然放鬆，推薦地點包括公園、自然保護區或沙灘（如果你願意，不妨赤腳健走）。

如何進行練習：集氣動作

　　這套動作不僅有暖身的效果，也有助於集氣，請依序學習圖
35a-35i的步驟，雖然簡單卻力道十足，可以幫助你在健走時完全發揮
感官的功能。依照以下說明一步步練習，你的目標是讓整體運動更加
流暢，每個動作都能要毫無窒礙地接續下一個動作。此外，每一個步
驟都有其名稱，讓你可以藉此在腦中輕易地想像每個步驟的姿勢。

　　1. 站樁姿勢（吐氣並屈膝）。感受腳下的土地穩固支撐身體（圖
35a）。

　　2. 敞開大門（吸氣並伸直膝蓋）。雙臂在身前交叉，轉動手腕的

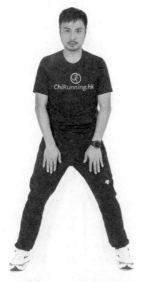

圖35a──準備姿勢
為「站樁」

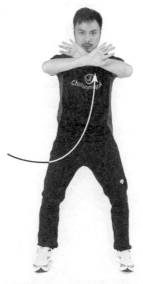

圖35b──雙臂交叉的同
時向上提，手掌朝向前方

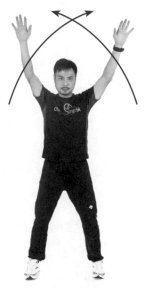

圖35c——張開雙臂，
讓氣流入身體

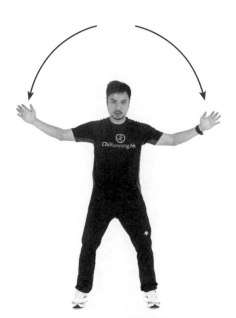

圖35d—— 沉入地面

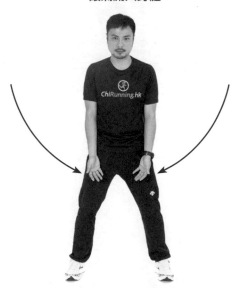

圖35e—— 向下延伸接觸氣

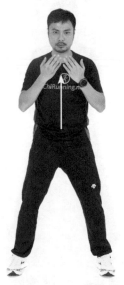

圖35f—— 彎曲雙臂集氣

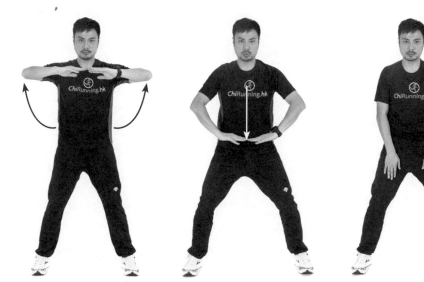

圖35g——抬起手肘，為體內　　圖35h——將氣推向下腹部　圖35i——回到「站樁姿勢」
的集器空間加上蓋子

同時上提雙臂直到手臂在頭部上方伸直，並且吸進周遭的氣（圖35b、
35c）。

　　3. 沉入地面（吐氣並屈膝）。放下雙臂，手掌朝向前方（圖35d、
35e）。

　　4. 將氣收進胸腔（吸氣並伸直膝蓋）。彎曲手肘並抬起雙手，直到
手掌朝向胸腔（圖35f）。

　　5. 為體內的集器空間加上蓋子。手肘在身體兩側往上擺動，直到雙
臂呈水平且中指互碰（圖35g）。

　　6. 將氣推向下腹部（吐氣並屈膝）。雙手向下推，雙臂持續在身前
向下延伸，最後回到準備姿勢（圖35h、35i）。

　　7. 重複步驟1到步驟6，持續5分鐘。

　　每次屈膝時就表示要吐氣，而膝蓋伸直則表示要吸氣，一旦學會這套動作，你就能體會這是最令人放鬆與專注的練習，相信我們就對了。

　　5分鐘的練習結束後，便可以開始健走。

集氣健走

　　這類健走的重點在於用一切美好的事物滿足你的感官，集氣健走並不是要求你從A點走到B點的直線練習，而是要你跟隨自己的注意力走動。在漫步時，不妨沿路看看自己感興趣的事物，可以注意微小的細節，也可以欣賞廣闊的全景，一切隨心所欲，沒有對錯之分。只要專注在對你有吸引力、美好或重要的事物即可，例如樹皮上的紋路、花朵上的細節或是小溪蜿蜒的弧度。你可以停下腳步，一心享受你有興趣的事物，集氣健走的重點就是花上一段時間讓感官漸漸引導自己：聆聽聲音、觀察色彩與形狀、感受微風或腳下土地、嗅聞香氣，完全喚醒你的感官。

　　以下的小訣竅可以使你的集氣健走成為真正滋養身心的體驗：

- 緩慢步行。
- 無須說明或做出判斷，只需要觀察。
- 不用一直保持運動狀態，如果有需要，可以隨時休息或結束當天的健走。
- 維持立體的視角，注意哪些事物較近、哪些又較遠，這麼做可以改正把周遭環境視為平面畫布的積習。
- 開始健走後，留意你所有的感官，但一次只單獨專注在一種感

官上。先輪流感受每一種感官知覺，再漸漸體會所有的感官一起運用的感受。

- 觀察一切事物時，試著不要用雙眼觀察，而要想像自己的胸腔有雙眼睛，且所有感受都是直接透過胸腔接收，未必是透過真正的雙眼。這項練習可以讓你有更深層的感受，而不只是侷限於視覺。

你可以自行決定健走時間長短，但記得要運用以下的方式：停止、開始、暫停、觀看、放鬆，並盡量享受周遭的一切事物。

當你感到心滿意足之後，走回出發點，重複進行健走開始前的集氣動作，持續數分鐘後，就可以繼續投入你今天的其他行程。這裡的核心概念是盡可能完全保存剛才所收集的氣，在進行下一個行程之前，先運用身體感知，你的身體感覺如何？是否感覺到體內能量？無論你後續的行程為何，目標就是要讓能量繼續留在體內。

盡可能一個月練習一次，當你將集氣健走融入生活，就會越來越熟悉如何喚醒身體與感官，也能更熟練的從周遭環境集氣。

任何需要聚集能量的時刻，你都可以善加運用集氣健走，也可以在所有類型的健走過程中，加入集氣這項額外的益處。假如你計畫參加一場長程健走賽事，像是長程登山或健走馬拉松，集氣健走就是取之不盡的豐沛能量來源。

7. 接地健走

- 目的：當你感到無法集中、處在「非正常狀態」時，讓自己重

　　振精神
- 目標心率範圍：50-65%MHR
- 步頻：55-65spm，非常輕鬆的配速
- 時間長度：30-45分鐘

健走效果為何？

　　最適合進行接地健走（Grounding Walk）的時機，就是在你感到無法集中、處在「非正常狀態」，彷彿你無法掌控自己的生活時。每當我發現自己處於這種狀態，我知道那是因為我體內大部分的能量都集中到頭腦去了。當我所有的精力都集中在大腦，身體便空空如也，困坐在自己的腦袋中無處可逃，這絕對是最糟糕的情況。

　　接地健走可以幫助你轉移腦中多餘的能量，引導至身體下方的身體部位，當你的能量卡在「上層」，你必須為自己採取行動，也就是盡量不要把注意力放在大腦。因此接地健走時，所有的注意力都會投注在腰部以下，你必須非常仔細的關注骨盆、腿部以及雙腳。

如何進行練習？

　　和所有需要引導能量流動的健走一樣，接地健走的預備動作是「站樁」，開始健走前，先維持站樁數分鐘，感受雙腳支撐著身體。此時骨盆應保持水平，下腹肌要使力讓骨盆維持在正確位置，這個動作的目的是將能量聚集在你的身體中心，而非頭部，運用身體感知確認你的雙腿支撐著骨盆，而雙腳則支撐著雙腿。

　　選擇舒適偏慢的速度開始健走，隨時保持膝蓋微彎，踏著又輕又柔的步伐前進，彷彿正在偷偷接近別人。讓自己比平常更往地面下

沉，感受自己順暢的在地面步行，像是走在輸送帶上一般。

　　開始健走幾分鐘之後，如果你已經進入舒適怡人的健走狀態，就接著進行以下練習：每次腳跟著地時，仔細感受身體與土地的連結，並隨著每次跨步，讓髖部與骨盆的能量往下流動通向地面；接著當重心轉移到蹠骨，感受氣從地面回到身體，先通過腿部、再回流至髖部與骨盆。這項練習可以創造出連續的能量循環，從骨盆開始，流向雙腳、再回流至骨盆。

　　給自己充裕的時間專注體會下半身的能量循環，這種循環可以有效重新導向位在頭部的能量，使你的大腦更加清晰，幫助你戰勝腦中的一片混亂。

練習量為多少？

　　練習接地健走的時間完全取決於你自己，當你感到無法集中、狀態反常，不妨持續練習接地健走，直到你確實覺得精神集中，身體狀況也回復正常。

　　接地健走十分便於練習，每當你需要擺脫混亂的思緒，便可以隨時隨地進行。現在，無論你身在何種狀況，只需要立即投入接地健走，便能保持踏實、集中穩定的狀態。

8. 活力健走

- 目的：促進氣在體內的流動
- 目標心率範圍：60-70%MHR
- 步頻：60-70spm，中等配速

● 時間長度：30-45分鐘

健走效果為何？

當你感到身體處於能量低落的狀態，活力健走（Energizing Walk）可以有效促進能量流動。如果你覺得疲勞或無精打采，並不代表你的體內完全沒有任何能量，而是因為能量阻塞、無法流動，透過活力健走中的呼吸與想像練習，你將會感到煥然一新且活力充沛，因為體內的氣又再次開始流動了。

如何進行練習？

進行活力健走的過程中，需要注意的重點之一就是呼吸，你必須盡可能完全且經常運用腹式呼吸。接下來我會再次說明書中提過的腹式呼吸專注要點。

首先腹部向內縮，同時噘唇吐氣，呼出肺部中所有的空氣，肺部完全淨空後，放鬆腹部並擴張腹內空間，由下往上讓肺部充滿空氣，最後當腹部擴張到極限時，繼續擴張胸腔，完成呼吸的動作，接著重複上述的循環。開始健走之前，先練習腹式呼吸數分鐘，健走開始後身體才能熟悉這種呼吸方式。

1. 以輕鬆的配速開始健走，理想的步頻是60-70spm，你應該會感覺到自己以中等速度移動。健走時必須全程運用腹式呼吸，每一次吸吐都要確實而緩慢，確保肺部重複進行完全淨空與完全充滿的呼吸循環。

2. 健走5分鐘並且持續腹式呼吸，接著開始進行這項有助於喚醒

活力的想像練習：想像每次吸氣時，有一股能量沿著脊椎後側湧升，從尾骨流向頭頂；而吐氣時，想像這股相同的能量沿著脊椎前側往下回流至恥骨；當你再度吸氣，這股能量又會再次往上流向頭頂，接著隨吐氣向下流動。整個健走過程中，都要持續進行以上的呼吸－想像循環練習。

　　這類健走最好獨自練習，如此你才能在不受干擾的情況下，只把注意力放在大腦的專注力以及呼吸動作。

練習量為多少？

　　依據你對能量的需求差異，活力健走可能會持續 20 分鐘至 1 小時不等，運用腹式呼吸的次數越多，以及想像能量上下流動的畫面越明確，這項健走練習的效果就會越顯著。

　　活力健走的效果十分強大，可以促進氣的流動，因此要避免在睡前練習，換言之，這類健走應該要在早上起床後立即進行，可以讓你輕輕鬆鬆維持活力一整天。活力健走也很適合在下午稍晚進行，因為此時你的能量已經漸漸停滯，你可以運用 15 分鐘的休息時間，到戶外進行活力健走，為自己注入一些「氣的活力」。

9. 專注健走

- 目的：使大腦專注但放鬆
- 目標心率範圍：60-70%MHR
- 步頻：60-70spm，非常輕鬆的配速

● 時間長度：30-45分鐘

健走效果為何？

專注健走（Focusing Walk）著重於鍛鍊大腦而非身體，這可是好事一樁，畢竟有多少活動能讓你的思路更清楚，同時又有助於放鬆大腦？使大腦保持專注是非常值得學習的技能，不僅可以幫助你在日常生活中更有效的運用頭腦，更可以讓你在步入老年後思路依舊敏銳、清晰。

雖然這聽起來有點反常，不過，大腦保持專注時確實具有休息的效果。我們的腦袋每分鐘都會閃過數百種想法，這些思緒多半是無意識和聯想的產物，填滿我們無所事事的時間。例如白日夢、假想對話、歌曲、待辦事項等等，這一連串無意識的想法幾乎可以持續一整天而不被打斷，一天下來，大腦這些隨機、不受控制的思緒，早已讓我們因為過度思考而疲累不堪。

大腦處於專注狀態時，只需要負責一項工作，而這個單一的想法會取代其他所有各式各樣的思緒，避免眾多思緒擠在腦海中心。對於大腦而言，一次只需思考一件事就是最好的休息方式，效果很類似冥想對大腦的正面影響，你的思緒越單純，腦波就越有規律及節奏，大腦也因此能夠「遠離」日常生活中的瑣碎細節。進行專注健走的過程中，你需要練習幾項專注要點，每一項要點都有助於你保持專注與靜心，我強烈建議你每週練習一次專注健走，尤其如果你的工作經常需要處理許多細節事項，更要多加練習。

如何進行練習？

　　每個人對於讓大腦專注與休息都有不同的需求，所以仔細了解以下的健走練習後，你可以根據自身需求進行調整，任何可以幫助你擺脫無謂想法並靜下心來的方法，都是好方法。

專注健走1：望向地平線

　　選擇地面平坦且幾乎不會阻擋視線的練習場地，維護良好且乾淨的人行道或自行車道就是不錯的選項。以放鬆的配速開始健走，步頻應該落在60-65spm的範圍內，步頻穩定之後，望向前方一段距離處，選定一個物體當作焦點，例如一棵樹、一根電線桿、一輛停在路旁的車等等，任何東西都可以是焦點，物體本身是什麼並不重要，只要距離夠遠，讓你可以維持視線至少1分鐘即可。選定物體後，將視線鎖定在這個物體上，維持視覺焦點、不要移開視線，剛開始練習時可能會不太習慣，但久而久之你就能夠在雙眼看向遙遠前方的同時，運用周邊視覺注意周遭環境。當你朝著選定物體走了一段距離、無法再將其當作焦點時，就望向遠方選定另一個物體作為焦點。如此一來，你便能一個接一個轉換焦點，直到完成健走。過程中你的視線會一直保持在有焦點的狀態，大腦也能因此保持平靜。

專注健走2：觀察呼吸

　　這項健走練習在本質上很簡單，執行起來卻很困難。健走過程中你只需要觀察每一次的呼吸，感受空氣進入和離開身體，一心專注在吸氣，接著吐氣，當你發現自己開始分心、腦中出現其他想法，就緩

緩將注意力帶回自己的吸吐動作即可。

試著挑戰在健走30-45分鐘的過程中，仔細觀察自己的呼吸，不漏掉任何一次的吸吐。挑戰成功的收穫不在於一次不漏觀察呼吸，而在於大腦變得更加平靜，健走結束之後，你會發現大腦變得更有餘裕。

專注健走3：重複聲響或字句

這種特殊的技巧已經流傳了千年之久，各種文化中的信徒都會運用類似方法達到靜心與專注的效果。這種技巧就是運用特定的聲響、詞彙或短句，使頭腦更加冷靜並集中，例如印度教使用的詞彙是「唵」（Om），蘇菲教派會使用「Hu」，而基督教則是使用「阿們」。

每種文化與世界宗教都有其特殊的詞彙或短句，功能就是幫助個人與自身內在有更深層的連結。如果你想在健走時運用特殊的詞彙或短句，就要選擇與自己有共鳴的字句，並且將之視為專注的焦點。以下是推薦使用的一些詞彙和短句：

「我在這裡，感覺專注與放鬆。」

「動作要穩定而集中。」

「大腦平靜且專注。」

「專注在當下。」

專注健走4：姿勢專注要點健走

若你想將專注要點健走的效果發揮到極致，就必須全程都以1分鐘輪替的方式練習氣功健走姿勢專注要點。外出健走之前，先思考哪一項氣功健走姿勢專注要點對你而言效果最好，可以幫助你更有效的運用健走技巧，接著設定碼表倒數1分鐘以進行輪替練習。每1分鐘練

習1項你所選定的專注要點，每次倒數計時結束時，變換練習的專注要點，同樣持續1分鐘，輪流練習所有你選定的專注要點，完成後再從頭開始，直到健走結束。在進行1分鐘輪替練習的過程中，你應該完全專注於正在練習的專注要點，除此之外沒有任何雜念。這項健走練習有雙重效果：提升健走技巧同時又可使大腦平靜，非常值得一試。

練習量為多少？

　　上述四類型的專注健走等同於四種不同的專注與靜心方式：第一類健走運用視覺焦點；第二類運用身體焦點；第三類採用心理方法；第四類則是身心並用的方法。以上每一類健走都能有效達到相同的目標，也就是讓大腦更為平靜、充分休息，理想的練習時間則為30-45分鐘。

　　健走進入尾聲時，讓自己有充裕的轉換時間再開始下一項活動。你已經費了一番努力才讓大腦恢復平靜，因此千萬不要匆促進行後續行程，放慢動作並且悠閒享受你送給自己的大禮，你一定會感到非常值得。

10. 平靜健走

- 目的：使大腦平靜並放鬆身體
- 目標心率範圍：50-65%MHR
- 步頻：55-65spm，非常輕鬆的配速
- 時間長度：30-45分鐘

健走效果為何？

剛剛度過了「地獄般的一天」，你除了神經衰弱，還覺得彷彿有根鋼筋在脊椎上下鑽動，別擔心，救星馬上來：平靜健走（Calming Walk）可以幫助你立刻排除阻塞在頭腦的能量，你將從中學會如何擺脫紊亂的能量、避免自己失去平衡、持續焦躁不安。顧名思義，平靜健走的功能就是幫助你恢復平靜，因此當你需要緩和情緒、重建身體秩序，立即開始平靜健走就對了，健走之後你將感覺煥然一新。

這類健走最適合用來練習用鼻子呼吸，鼻子的吸吐動作對於神經系統有非常顯著的舒緩效果。

如何進行練習？

如果你的時間充裕，在外出健走之前先為自己泡杯茶，我們建議選擇低咖啡因的香草茶，例如洋甘菊茶。如果你記得的話，彼得兔（Peter Rabbit）得罪了麥奎格先生而飽受驚嚇後，母親泡給他喝的就是洋甘菊茶，她非常清楚這種花茶能夠幫助彼得兔冷靜，並從瀕死經驗中平復心情。洋甘菊茶和緩身心的效果非常好，很適合在諸事不順的一天後來上一杯。為自己泡杯茶，花幾分鐘舒適的坐在椅子上啜飲，讓一整天累積的所有擔憂，都如春季融冰般隨流水而去。

喝完茶後，你就可以穿上運動鞋外出健走了，首先將姿勢對直，能量才能在健走過程中順暢流動。

平靜健走的重點在於運用各種方式穩定能量，對大多數人而言，需要穩定的並不是身體內的能量，而是頭腦中的能量，因此最有效的策略就是引導能量向下流動、遠離頭部。健走剛開始先採用非常緩慢

且放鬆的配速，理想的步頻是50spm，基本上平靜健走不太像是體能練習，因為主要目的是和緩及放鬆，重點不在於進行扎實的體能訓練——那留到你要外出狂歡時再訓練，現在我們的首要目標是平靜身心。

練習平靜健走時，雙臂可以非常輕鬆地在身體兩側盡量大幅擺動，一開始先將注意力放在呼吸上，走6步吐1次氣，再走6步吸1次氣，可以的話，試著全程都用鼻子呼吸，這麼做可以刺激鼻內的感覺神經，使大腦更為平靜。骨內科醫師羅伯特·C·福爾佛特（Robert C. Fulford）在著作《福爾佛特醫生的生命探觸》（*Dr. Fulford's Touch of Life*）中針對鼻呼吸有一段討論：「切記：一定要持續透過鼻孔呼吸，避免由嘴巴吸吐，因為空氣必須與嗅神經接觸，才能對腦部產生刺激，並且讓大腦維持自然的運作節奏。人如果不使用鼻子呼吸，就某方面而言，便等同於半吊子活著。」

在吸氣過程中，感受平靜的能量湧入使胸腔擴張，吐氣時則感受到能量沿著脊椎向下流入身體中心，也就是肚臍下方的位置。健走的前10分鐘請保持以下的呼吸方式：用鼻子緩慢而深層的呼吸，同時仔細感受雙腳每一次的著地，這麼做有助於下移身體的重心，並且使注意力遠離頭部。

請單獨練習這類健走，畢竟與朋友聊天同時又要保持平靜其實不太容易，因為你們很可能會談及令人情緒緊張的話題，導致體內產生更多你原本想穩住的能量波動。

確實的健走並呼吸10分鐘後，開始以下的練習：在健走過程中，想像一座瀑布順著脊椎傾瀉而下，並將一整天所累積的緊繃感都向下沖刷。想像這座瀑布從頭顱底部開始，往下奔流至尾骨，瀑布不停流

動，並且在沿著脊椎傾瀉而下時，將緊繃感沖刷出身體之外。如果你在過程中發現自己精神渙散，只要緩緩轉移注意力，回到這個想像練習即可。

練習量為多少？

持續進行前述的專注練習至少20-30分鐘，或是依據自身需求調整練習時間。健走結束後，選擇合適的地點坐下並放鬆數分鐘，靜靜看著世界持續運轉，我們有多久沒讓自己如此放鬆了？無論你透過剛才的練習讓身心達到何種程度的平靜，務必要認可自己的成果，這個步驟非常重要，因為可以藉此體認到你有能力、也確實可以控制自己的焦慮。只要善用平靜健走，你就能定期緩和自己的焦慮情緒，避免焦慮在體內累積。

11. 冥想健走

- 目的：使大腦平靜、專注
- 目標心率範圍：50-65%MHR
- 步頻：55-65spm，非常緩慢的配速
- 時間長度：20-30分鐘

健走效果為何？

在我們的生活中，並沒有太多活動具有集中精神的顯著效果，不過冥想健走（Walking Meditation）的功效正是如此，透過引導大腦專注於特定的焦點上，你將學會如何在體內打造出平靜而集中的狀態。

這類健走和靜坐冥想很類似，唯一的不同之處在於你會以運動作為冥想的方式，而非靜止。冥想健走的目的是讓大腦保持平靜，同時在運動過程中保有靜止的感受，當你漸漸習慣這項練習之後，就能夠在各種日常活動中，感受到自身體內的平靜中心，你也會從在健走時維持專注，提升到在日常生活中能時時維持專注。

由於這是一種內在練習，周遭環境並不是非常重要，基於這個原因，健走時最好選擇小型的封閉場地，以降低來自「外在世界」的干擾，任何可直線行走約6-9公尺的地點都符合條件，例如你的客廳或是後院的部分空間，只要你能確保在健走過程中絕對不會受打擾即可。

如何進行練習？

首先選定健走地點，只要是長約6公尺的平坦、直線地面即可，健走過程中，你必須在場地的兩端來回行走。

1. 冥想健走剛開始時，先維持站樁姿勢2或3分鐘（見頁186，圖45a、45b），站樁姿勢穩定後，將注意力轉移至脊椎前側，也就是從頭顱底部直到尾骨，脊椎前側是人體中最深層的區塊，在腦中想像這個部位的樣貌，並將其視為練習過程中必須重複回歸的焦點。冥想健走練習正好明確體現了氣功健走的棉裡針原則，脊椎是針，而環繞周圍的其餘身體部位則是棉，「聚焦」的目標是脊椎，而「柔焦」的範圍則是其餘身體部位。

從脊椎頂端開始，讓注意力沿著脊椎前側往下移動，一直到達尾骨，接著再讓注意力回到脊椎頂端，重複由上至下的過程。「掃描」脊椎的過程中，注意力要緩慢移動，如果你發現自己開始分心，這是很

自然的現象，此時只要稍微提醒自己讓注意力回到脊椎前側的區塊即可。

2. 穩定站樁姿勢且建立體內焦點之後，開始緩慢謹慎的行走，仔細感受落在地面上的每一步，鞋底較薄的健走鞋會很適合這項練習。放鬆雙眼，讓視野變得稍微模糊，這麼做可以將視覺干擾降到最低，同時姿勢保持直挺，呼吸則要緩慢而深層。冥想健走的過程中，最需要注意的重點就是脊椎，你甚至可以想像自己並沒有軀體，只是一條脊椎走在路上，試著讓其餘身體部位消失在思緒中，彷彿融入背景一般，接著全心全意專注在脊椎上。

3. 走到終點時，停下腳步並緩緩轉身，沿著同一條路線往回走，過程中一定要將焦點固定在脊椎前側，轉身時避免眼睛四處張望。

練習量為多少？

第一次進行冥想健走時，只需要持續10分鐘，這段時間剛好可以讓你了解實際的練習方式，第二次練習時可以自行設定健走時間，只要你覺得合適且足夠即可。每當你需要集中精神，冥想健走都可以幫上忙，每天或每週進行都沒問題。

12. 競走

由於我並不是競走（Racewalking）專家，所以我向好友兼資深競走選手基斯‧麥康乃爾（Keith McConnell）博士求助，請他幫忙解說競走這項有趣運動的各項細節。

因為競速而產生的「快感」可不只出現在跑步選手身上，如果你

也是追求速度的一員，不妨試試看競走，這類快速的健走已經列入大型賽事的比賽項目多年，例如奧運和世運都包含競走項目。不可思議的是，全球速度最快的競走選手走完1英哩（約1.6公里）只需要6.5分鐘，比大多數的業餘跑者還快，專業的競走選手可以長時間維持每分鐘80步的步頻，業餘健走愛好者的步頻則大多落在70-80spm範圍內。

　　一般的健走與競走差異不大，但絕對值得一提。在經認可的競走賽事中，選手必須遵守以下幾項基本規則：(1)雙腳絕對不可同時離地，雙腳離地會被視為跑步，而不是健走。(2)前腿落地時必須挺直。如果選手違反以上規則，後果不是失去資格，就是遭到比賽監察員警告。

　　競走的有趣之處在於其中有許多專注要點和氣功健走雷同，簡而言之，以下是一些應用在競走中的重要專注要點：

- 運用核心肌群，避免只依賴腿部肌肉推進。
- 最好稍微前傾以善用重力牽引，避免以上半身直挺的狀態行走。
- 姿勢與對直是有效率地健走中不可或缺的要素。
- 跨步時以後腿推動前進，而非向前抬腿跨步。
- 行走時讓骨盆轉動並順暢活動。
- 推進向前時，手臂與腿部的擺動同等重要。
- 多留意以正確的方式呼吸及放鬆，可有效提升運動力量、效率與順暢程度。

氣功健走與競走的主要差異則十分明顯。

● 練習氣功健走時，前腿未必要伸直，相反的，我們建議落地的腿保持微彎，向後擺動時再挺直腿部。而競走時，腿部在落地階段都是挺直的。

競走在本質上可以滿足不同競走選手的各種需求，儘管有人將競走視為較不易受傷的跑步替代方案（氣功跑步也是），但還是有許多競走選手透過競爭與挑戰尋求刺激與滿足，有些選手的目標則是健康與健身，當然也有人只是單純享受這種充滿力量的全身體能活動帶來的諸多美好感受。

競走可以是個人興趣，能夠隨時隨地練習、享受，也可以是不可多得的運動形式，有助於競走選手維持體能與情緒平衡。對選手而言，競走是全方位的健身與體育活動，不僅樂趣十足又充滿挑戰性，自由奔放又紀律嚴謹，最重要的一點是，競走幾乎在任何時間、地點都能進行，而且幾乎不需任何花費。競走是種既獨特又強力的健走形式，不僅廣受歡迎，參與程度也持續穩定成長，熱潮不退。（作者註：競走技巧最好向專家學習，所以我建議你向附近的競走社團或教練諮詢。）

氣功健走對照表

我根據本章所介紹的各類健走製作了一張表格，幫助你輕鬆挑選符合需求的健走類型。表格最上排是本書提到的所有健走類型，當你讀到第7章，規劃好自己的健走計畫，並且決定每週需要練習的健走次數之後，便可以直接查看這份表格，選擇符合計畫的健走類型。

　　表格左側列出四大健走分類，每個分類又細分為各項性質與技能，方格中的「×」表示特定健走類型含有的特定性質。氣功健走對照表可以橫向或直向查看，舉例來說，假設你打算在時程表內安排一次有氧健走，你可以從最上排找到「有氧健走」，接著沿著表格欄位往下查看，了解這類健走包含哪些性質與技能。

　　反過來說，假設你設定的目標是讓自己更為放鬆，你可以從表格左側找到「放鬆」、「平靜」或「冥想」等性質，端看你想追求的是何種形式的放鬆。接著再查看最上排有哪些健走類型符合你的需求，選定健走類型後，將內容記錄在時程表內，預定的健走時間即將到來時，務必要事先查閱本書，了解這類健走需要注意的重點。

　　先前介紹的健走類型為你提供了各式各樣的選擇，有如此完整的健走類型可挑選，你隨時都能創造出自己所需的能量類型，以面對生活中的各種挑戰。將這一章當作參考資料，並查看氣功健走對照表，瀏覽左側的性質列表，接著挑選出你最有興趣的健走方式。當你找到最適合的健走類型，會感覺到體內發出迴響；當你能夠辨認自己的需求，就表示這項需求已經滿足了一半，而採取行動進行12種氣功健走類型中的練習，將會引領你完成後半段任務。

氣功健走對照表

氣功健走對照表 ©2005		心肺健走 第128頁	有氧健走 第131頁	山坡健走 第133頁	鬆筋健走 第138頁	上身健走 第141頁	集氣健走 第142頁	接地健走 第149頁	活力健走 第151頁	專注健走 第153頁	平靜健走 第157頁	冥想健走 第160頁	競走 第162頁
體能	提升肌力	X	X	X		X							X
	燃燒卡路里	X	X	X	X	X			X	X			X
	舒緩關節	X	X	X	X	X					X		X
	伸展	X	X		X	X							X
	放鬆	X	X		X	X	X	X			X	X	
	心肺訓練	X	X	X		X				X			X
	有氧訓練	X	X	X	X	X		X	X	X			X
	專注	X	X	X				X	X				X
大腦	清空思緒	X	X				X			X	X		
	放鬆大腦	X	X		X		X	X			X	X	
	鍛鍊觀察者角色	X	X	X			X	X	X	X	X	X	
	沉思						X	X		X	X	X	

	情緒						形而上				MHR百分比	步頻(每分鐘步數)
	察覺感受	平靜	以心為主	接受力	提升活力	擴展	冥想	引導氣流動	綜觀全局	建立存在感		
					X			X			70-80%	70-80spm
	X	X	X	X	X	X			X	X	50-65%	55-65spm
	X	X	X	X	X	X			X	X	50-65%	55-65spm
			X				X	X		X	60-70%	60-70spm
				X		X		X		X	60-70%	60-70spm
		X		X			X	X		X	50-65%	55-65spm
	X	X	X	X	X	X			X	X	50-65%	55-65spm
					X						55-70%	65-70spm
		X	X	X		X					50-65%	55-65spm
				X		X	X			X	60-75%	60-70spm
	X		X	X	X	X	X			X	55-70%	60-70spm

第6章

有覺知的轉換

清晨的散步帶來一天的祝福。

—— 梭羅（Thoreau）

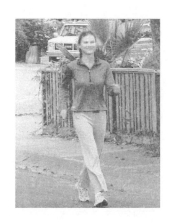

我認識的每一個人都有屬於自己的特殊儀式，會在睡前與起床後的轉換階段進行。例如我的鄰居要是沒喝咖啡就**不會**開始一天的行程；我的女兒晚上睡覺前，一定要聽完睡前故事、喝杯牛奶、再啃幾片蘋果；而我一起床絕對會先往臉上潑一把水，代表一天真的開始了，這個動作幫助我進入當下的狀況，也幫助我順利投入一整天的行程，我每天就是在這個轉換階段中選擇進入清醒狀態。

你也可以把轉換階段視為後續行程的準備工作，所有人都有這樣的習慣，而且例子隨處可見。例如餐前禱告，或是先在草皮上固定高

爾夫球釘再推球，我們會有意識或無意識做出各式動作，讓自己準備好面對接下來的行程。這一章將會幫助你了解如何在健走前、後進行有覺知的轉換，這麼做不僅能提升健走的實際品質，也能將健走過程中產生的氣帶入生活其他層面。你將學會如何針對每次健走做好生理上的準備並調整心態，以及如何在健走之後進行轉換，同時仍保持身體放鬆、大腦專注的狀態。要是你能夠確實做好轉換工作，你的氣功健走練習會更有深度，對於生活中其他層面的益處也會更顯著。

在練習轉換的過程中，你會經歷許多豁然開朗的時刻，同時也會更了解自己、自己的身體以及自己的生活。這些新發掘的體驗與感想非常脆弱，需要以最細心的方式照料，甚至類似養育小孩，你要移動到某處時就必須隨時帶著孩子，沿途「放牧」，也必須時時刻刻注意孩子的行蹤，以免小孩跑遠而走失或與你分離。相同的，一天中的轉換階段應該佔有神聖的地位，因為一旦少了轉換時間連接各種活動，這些活動將會因為缺乏一致的主題或方向，彼此之間毫無交集可言。當你有意識地從一項活動轉換進入下一項，回顧、消化、選擇、邁進，都是不可或缺的步驟。

健走前的轉換階段

外出健走之前，你必須先完成兩件事：做好生理上的準備以及使大腦專注。這個階段的關鍵字是「準備」與「心態」，接下來我們會逐一說明。

心理準備

為氣功健走做好心理準備的第一步，就是評估自己目前的狀態，了解自己處於全局規劃的哪個部分，接著考量如何盡可能使兩者完全相互配合。

- 運用身體感知自己目前的狀態，在健走過程中是否需要注意任何生理上的問題？是否有任何情緒或精神上的困擾？如果因為病痛、身體僵硬或其他狀況而需要進行調整，給自己充裕的時間思考何種調整最合適。你可能會因為疲勞而決定縮短這次的健走時間，也可能因為昨天的滑雪活動而感到些微痠痛，無論你的困擾為何，務必要確實察覺問題，並自問是否有任何因素會影響你的良好健走能力，接著將這些因素納入考量再進行調整。

- 綜觀全局，這項健走練習在你的生活中佔有什麼地位？接下來3天你是否要馬不停蹄參與商務會議，一點休息的機會都沒有？當你這個月的健走練習量只有3.2公里，要如何在兩週內準備好參加為期3天的抗癌健走馬拉松？你是否需要為明天的網球比賽舒緩身體？你目前正在練習的氣功健走內容，可能會對生活中的哪些面向有正面影響？你要如何規劃後續的健走才能達成這項目標？

- 思考在這次健走過程中，自己希望練習哪些專注要點，你是否不擅長保持骨盆水平？那麼今天也許應該進行1分鐘輪替練習改善這個問題。你希望從這次健走中獲得什麼？又要如何讓健走

達到最佳效果？

- 選擇在練習氣功健走時自我觀察，如有需要，你可以設定碼表每3分鐘響1次，提醒自己檢視當下的狀況，想要改善健走品質，就必須持續觀察練習狀況。

生理準備

請記住這個訣竅：健走前你的生理狀況調整得越好，整體健走計畫就會越令人享受與滿足。如果你在健走前調整為合適的狀態，練習便很可能順利進行，假使有狀況使你無法輕鬆外出健走，漸進式的準備工作可以幫助你輕易踏出家門。練習氣功健走之前，請為身體完成以下準備工作。

- 補充足夠水分。確保整天都大量飲水，尤其是健走前、後以及健走過程中。健走有助於身體排毒，而水分則可以將細胞廢棄物沖刷出人體系統，一般建議每人每天要飲用10杯300毫升的水，要確實做到並不容易，不過當你有定期健走的習慣，這絕對是不可忽略的重點。我會一整天都會帶著可重複裝水的塑膠水壺，水壺容量是600毫升，所以我會盡量一天喝完4-5壺水。此外，我的判斷準則是：如果尿液的顏色和計程車一樣黃，就表示飲水量不足。

- 補充能量。除非你計畫要健走超過2、3個小時，或是患有糖尿病必須隨時注意血糖高低，否則沒有必要在健走過程中攜帶任何形式的食物，除了一些試圖征服南極的探險家之外，目前為止我還沒聽過有人在健走時因為飢餓死亡。如果你在健走過程

中一直想著食物，那麼你的心思用錯地方了，體驗大自然的奧妙或是專注練習健走技巧，就足以讓你的身心忙碌不堪。

- 避免在飯後激烈健走。不過以悠閒的散步幫助消化確實是個好點子，尤其如果你剛吃完一頓豐盛的感恩節晚餐，最好能外出走一走，平衡一下剛才攝取的大量色胺酸＊，並且盡量走遠，遠離誘人的第二輪大餐。

- 穿著好鞋。我知道這一點看起來很理所當然，但我其實也看過不少人穿著材質過硬或鞋底過高的鞋子健走。上述兩類鞋子對雙腳和腿部都沒有好處，健走鞋應該要很舒適且像室內拖鞋一樣合腳，此外，避免將鞋帶綁得太緊，否則足弓可能會抽痛。

- 健走前做鬆筋操。每次健走或跑步之前，我一定會先完成鬆筋操，這套動作可以放鬆肌肉與舒緩關節，有助於你更流暢的健走。如我先前所述，關節處於敞開且放鬆的狀態時，氣的流動會更加順暢，所以如果你希望氣功健走能發揮最佳效果，請開始在每次健走前做一套鬆筋操。另外，我絕對不會在健走前做伸展操（詳細原因會在介紹伸展的段落中說明）。

以下的鬆筋練習可有效舒緩並放鬆身體的主要關節系統，由下至上分別為：

- 腳踝
- 膝蓋
- 髖部
- 薦骨

＊　色胺酸是一種標準胺基酸，生物體無法自行合成，僅能從含有大量蛋白質的食物中攝取。

- 脊椎
- 肩膀

鬆筋操

先甩動全身，彷彿自己是個布娃娃，確實甩動雙臂和雙腿。

腳踝舒展

這個動作可以放鬆腳踝及附近所有的韌帶與肌腱。一腳踮起腳尖並落在另一腳正後方，腳尖保持觸地，膝蓋以畫圓方式轉動，同時帶動腳踝畫圓轉動。順時針轉動 10 圈後，再逆時針轉動 10 圈，接著換另一腿重複這項練習（圖 37）。

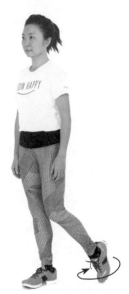

圖 37 —— 腳踝舒展：
用單腿支撐體重

膝蓋畫圓

這個動作可以放鬆膝蓋附近的韌帶。雙手放在膝蓋上，接著膝蓋以順時針的方式轉圈，再向逆時針方向轉動，兩個方向各轉 10 次（圖 38a-38d）。

鬆髖畫圓

這個動作很容易做卻不好學，是放鬆髖部與骨盆周邊韌帶與肌腱的最佳練習，只要慢慢學習，一定能順利學會，接下來我會一步一步向你說明。

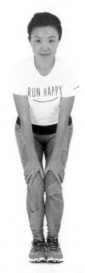

圖38a—— 膝蓋畫圓：從髖部向前彎，
雙手放在膝蓋上

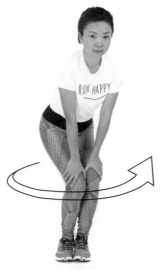

圖38b—— 膝蓋向左轉動

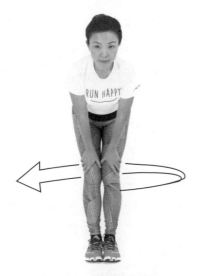

圖38c—— 雙腿向後挺直

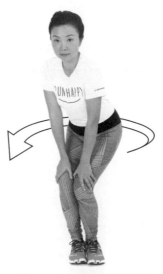

圖38d—— 膝蓋向右轉動

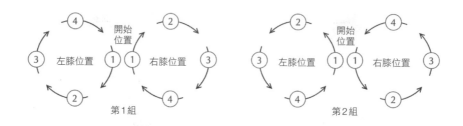

1. 呈現最佳的直挺站姿。

2. 放鬆髖部並以畫圓方式活動右膝，朝順時針方向轉動，過程中全腳都要放在地面上。做完5次畫圓「練習」後，回到原本的站姿。

3. 用左膝做5次順時針畫圓「練習」。

4. 進行完整的練習，雙腿同時往順時針方向活動，但兩腿的轉動位置要相差半圈。剛開始先以非常緩慢的速度活動膝蓋，如此一來會比較容易練習，熟悉之後便可以自行加快轉動速度。開始以膝蓋畫圓時，先將右膝往前移動（12點鐘方向），左膝則往後移動（6點鐘方向），接著雙膝就可以各自向順時針方向轉動，雙膝完成畫圓的動作之後會回到原始站姿。

5. 往反方向再練習一次，兩個方向各練習10次。

無論你正在跑步或是在戲院前排隊買票，這項練習可以隨時隨地進行。這個動作有助於舒緩髖部與骨盆周圍，也就是跑步時主要的運動部位，可以使健走更加流暢、輕鬆。

薦骨畫圓

　　這個動作對於舒緩薦骨周圍非常有效，這個部位的關鍵功能，就是可以使腿部在舒適、放鬆的狀態下擺動。

　　雙手放在髖部，背部與脊椎呈垂直，接著骨盆向前傾、向側邊傾斜、向後傾、向另一側傾斜，最後回到向前傾，運用骨盆完成10圈的練習後，再往反方向重複練習，當你能夠順暢完成這個動作，會感覺像在跳肚皮舞。骨盆以畫圓方式轉動時，上半身盡量保持不動（圖40a-40d）。

骨盆轉動

　　先從你已經很熟悉的準備動作開始：對直姿勢。雙腳平行、與肩

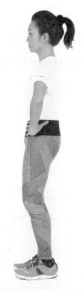

圖40a—— **薦骨畫圓：骨盆往前上方傾斜**

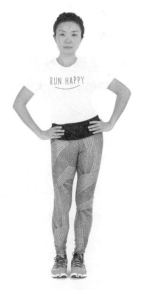

圖40b—— **骨盆向左傾**

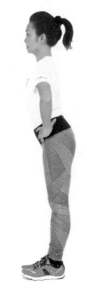

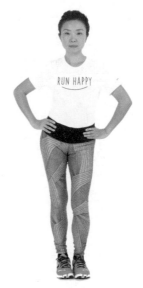

圖40c——**骨盆往前下方傾斜**　　　圖40d——**骨盆向右傾**

膀同寬，骨盆保持水平，在臀大肌不使力的狀態下維持骨盆水平。

接著，左腳往後方約一隻鞋的距離移動，由於左腳是落在正後方，雙腳仍維持與肩同寬。這項練習有兩項主要的專注要點，其中之一就是**骨盆維持水平**，記得隨時檢查自己的骨盆是否呈現水平，你應該會很驚訝的發現，一不留神骨盆就會立刻歪斜。過程中你的體重大部分落在前腳（此時是右腳），只有部分落在後腳。

下一步，雙臂在身體兩側彎曲90度，雙手與腰部同高。

在骨盆維持水平的狀態下，**緩緩轉動髖部**（本練習的第2項專注要點），如果在此時從上往下俯視你的骨盆，會看見骨盆以順時針方向轉動、接著逆時針轉動、再順時針、接著又逆時針。練習過程中絕對**不要**轉動上半身。髖部轉動時（就像在走路時一樣轉動），雙臂要持續平舉

在身體兩側，保持肩膀朝前，接著往後跨一步，並重複相同的練習，但換成用另一腿支撐體重。請經常進行這項練習，剛開始先從每一側2分鐘開始，再漸漸增加至10分鐘（圖41a-41d）。

　　你不需要一直平舉雙臂，但剛開始練習時最好維持這個姿勢，直到你能確實感受到骨盆在肩膀不動的狀態下轉動，熟悉這個動作之後，就可以將雙臂放下，甚至可以將手指放在髖骨以加強動作。

　　事實上，這個動作的起始點位在T12／L1，也就是胸椎與腰椎的支點，雙肩維持不動，但身體下半段要轉動，如果你做這個動作時有困難，試著想像動作是從脊椎中段開始，而不是從髖部開始，這麼做可能有助於你的練習。

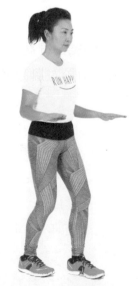

圖41a——骨盆轉動：
準備姿勢為骨盆朝向正前方

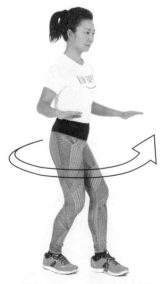

圖41b——骨盆向左轉動

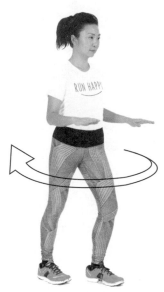

圖41c—— 骨盆往回轉向正前方　　　　圖41d—— 骨盆向右轉動

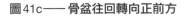

　　盡可能多練習這個動作，並且漸漸增加轉動的速度，直到和步頻一樣快，你可以在健走時進行這項練習，並且使用節拍器作為輔助。

脊椎舒展

　　這項練習有助於放鬆脊椎周圍的所有韌帶。先呈現直挺的站姿，再從髖部向前彎，但上半身仍保持直線姿勢，前彎到腿後側肌可承受的極限時，髖部向後推、頸部伸長，讓脊椎往兩端延伸。（這個動作會在每一段脊椎骨之間製造微小的空隙，達到舒緩脊椎的效果。）維持伸展的姿勢5秒鐘，接著放鬆雙膝，從腰部向前彎，讓上半身維持倒掛狀態。膝蓋微彎後，從尾骨開始非常緩慢、一節一節挺直脊椎骨，直到你恢復垂直的站姿，重複練習3次（圖42a-42g）。

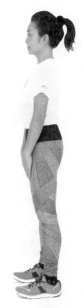

圖42a—— 脊椎舒展：
準備姿勢為直立站姿

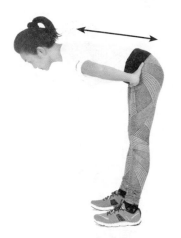

圖42b—— 從髖部開始向前彎，
並延伸脊椎

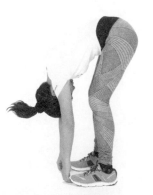

圖42c—— 放鬆雙膝，
從腰部開始向前彎

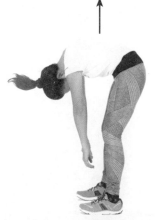

圖42d—— 從最後一段脊椎
開始捲起背部

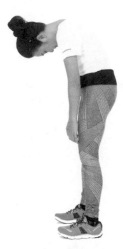
圖42e——背部捲起，
下巴持續朝下

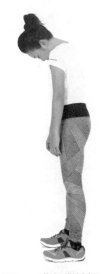
圖42f——背部繼續捲起，
最後下巴回正

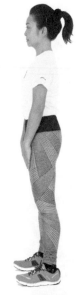
圖42g——以直立站姿結束練習

脊椎扭轉

　　這項練習的目的是舒緩脊椎上半部與肩膀的韌帶，使手臂擺動更加輕鬆。雙腳併攏站立，站姿盡量保持直挺，在頭部後方交扣雙手手指，手肘往兩側張開，接著髖部保持固定，上半身向右轉動，扭轉上半身時，右手肘往下沉、左手肘向上提，帶動上半身側彎。完成扭轉後，視線往下並試著探看另一側的腳跟，維持這個姿勢數秒，再回到準備站姿，接著往左側重複相同的動作，重複完整的練習3次（圖43a-43d）。

肩膀與上背部舒展

　　先呈站姿，雙腳平行、與髖部同寬，接著一腳往後踏，雙腳腳尖

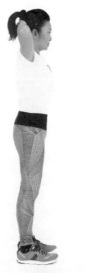

圖43a —— 脊椎扭轉：
準備姿勢

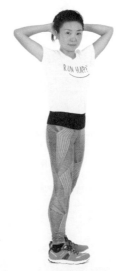

圖43b —— 上半身向右扭轉，
髖部保持朝前

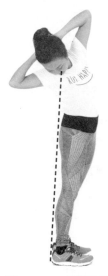

**圖43c──上半身側彎，
視線看向另一側腳跟**

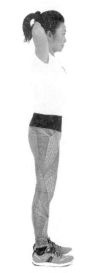

**圖43d──提起上半身
回到準備姿勢**

朝前，同時（彷彿在準備賽跑一般）前腿膝蓋彎曲、後腿挺直，落在前腳的重量應該會多於後腳。上半身前傾落在前腿上方，脊椎仍維持一直線，接著完全放鬆頸部、雙臂、肩膀，同時骨盆往順時針方向轉動，再往逆時針方向轉動，如此來回運動。過程中雙臂和肩膀要完全放鬆，隨著骨盆轉動而擺動，你應該會感受到下背部的扭轉，手肘擺向身體後方時自然彎曲，避免擺動的動作拉扯肩膀，最後甩動全身，以站樁姿勢結束練習（圖44a-44e）。

站樁姿勢

練習氣功健走的過程中，每次著地都是一次機會，讓你體會腳接觸地面、大地支撐骨骼的感受，最好在每次健走前練習站樁，感覺自

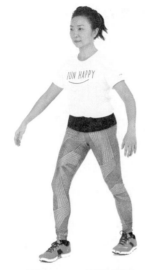

圖44a──肩膀舒展：
準備姿勢為雙腳一前一後站立

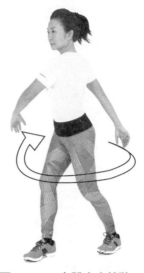

圖44b──身體向右轉動，
雙臂與肩膀不使力

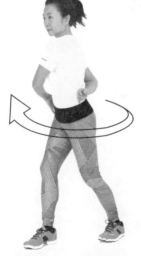

圖44c──手肘擺向
身體後方時自然彎曲

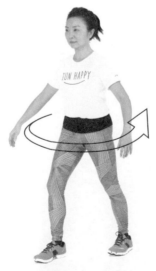

圖44d──上半
身往回向左轉動

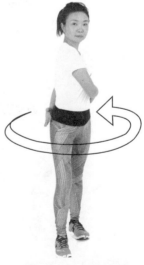

圖44e──手肘擺向
身體後方時自然彎曲

己的身體是牢固的基礎，並感受大地的力量在雙腳之下。

　　呈現最佳的直挺站姿，雙腳平行且與髖部同寬，放鬆膝蓋，雙臂自然垂放在身體兩側，感受自己的姿勢又直又挺，接著將注意力轉移至丹田（你的身體中心，位在肚臍下方約3指、再往脊椎方向5公分處）。

　　同時，將注意力往下移至腳底，將腳拇趾輕壓在地面。

　　現在想像有條線連接你的丹田與雙腳，以雙腳的力量支撐丹田，這麼做可以幫助你穩固地與大地連結，接著維持相同的姿勢30秒，儘管你可能會覺得這段時間很漫長，但別忘了，只要你能從中感受到踏實感，每一秒都會很值得。如我先前提到的，我的第一位太極拳師傅朱錫林大師曾經要求我以上述姿勢站立一整堂課90分鐘，而且連續好

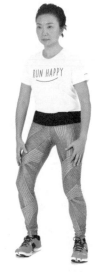

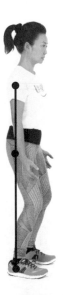

圖45a —— 站樁姿勢　　　　　　圖45b —— 側面示意圖：
　　正面示意圖　　　　　　　請注意肩膀、髖部與腳踝對直

幾週！師傅曾說過，如果習武者沒有先建立身體的踏實感，即使嘗試學習太極拳也不會有任何正面效果，徐谷鳴大師也曾說過，站樁是太極拳中最難以精通的姿勢，而一直到現在，我仍在嘗試領悟箇中奧妙（圖45a、45b）。

「抱氣」練習

如果你有大型抗力球可運用，以下練習能幫助你的身體呈現站樁時正確的對直姿勢。

1. 先在身體前方用雙臂環抱抗力球，放鬆膝蓋並且讓體重沉入雙腳，在腦海中為你的身體「按下快門」，牢記這個姿勢以及其所帶來的身體感受。

2. 放開抗力球，但身體姿勢不變。

3. 雙臂放鬆並自然垂放在身體兩側，但避免影響到身體姿勢，此時的站姿就是站樁姿勢。

完成鬆筋操與站樁練習後，表示你已經準備好享受健走的樂趣了。開始健走時，不妨仔細感受身體放鬆又柔軟的狀態。

開始健走

與往常一樣，踏出第一步前先對直姿勢，身體中柱呈一直線後，站在原地並感受雙腳在身體之下，而體內所有氣的通道都已拉直且敞開。再次確認本次健走的目標，如需使用碼表也在此時按下倒數計時鍵，接著中柱挺直、骨盆保持水平、身體再往前傾，就可以開始健走了！剛開始務必要以緩慢配速和較小的步幅行走，以達到暖身的目

的，此時呼吸應該十分順暢，並不會太過急促。

　　開始健走之後，要注意的第一個重點就是姿勢，每踏出一步都要感受到雙腳在身體之下，當體重落在腳上，你應該會感覺到自己呈現單腿站姿，所以在開始健走練習時，只要想像這是一連串單腿站姿一次又一次重複的過程即可。在步幅較小的狀態下，你可以更容易體會到這種感覺，同時別忘了將上半身維持在雙腳正上方並且前傾。接著骨盆放鬆並隨著跨步動作轉動，此時必須放鬆下背部與薦骨，每當一側的腿向後擺動，髖部也要隨之向後，這個動作有助於骨盆轉動。練習氣功健走時，一定要持續運用核心力量並對直中柱，同時也要放鬆髖部、雙腿、肩膀與雙臂，還記得棉裡針原則嗎？這就是你的目標：中心保持穩固、外在保持柔軟。

健走後的轉換階段

　　我從事客製家具這一行已有15年時間，工作中我最喜歡的部分就是在打烊前打掃店內環境，無論要花上多少時間，我都會一一收好所有的工具，並且將木屑全部清理乾淨，唯有當整間店已為明天的營業做足準備，我才會感覺到一天的工作圓滿結束。每天打烊前，我會花點時間欣賞自己的作品，並且感謝自己的付出，同時我也會回顧當天的工作，釐清自己從錯誤中學到了哪些經驗。現在我也會在健走之後採取相同步驟，盡力幫助自己的身體恢復一些耗費的力量，並且毫無阻礙地繼續進行下一項行程，我會在腦中評估剛才的健走成效、從中學到的經驗，以及有哪些可改善之處。

　　健走練習結束時，最好能讓身心進入轉換階段，脫離剛才的健走

狀態，這個階段的關鍵字分別是復原與評估，其中復原是針對身體，評估則是針對大腦。請記住，你在這個階段的目標是創造一股連續感，如此你才能將健走所帶來的益處應用在你後續的活動以及整體生活中。首先，我們要討論如何有效讓身體復原。

健走結束就是該放慢油門、緩和身體的時機，同時你也該感謝自己剛才的努力，並且讓身體回到原始狀態，再繼續進行下一項行程。到達終點約5分鐘前，就可以開始準備停止健走練習，如此一來，你就會有充分的時間放慢步伐，進入適當的漫步狀態，心跳和呼吸頻率也能在伸展前恢復穩定。如果你剛才進行的健走比較輕鬆，轉換時間不需要太長，不過一旦健走長度和/或速度提升，就必須拉長你的轉換時間。

健走結束後，在進行伸展操之前花幾分鐘漫步，一邊放鬆身體，一邊藉這個機會緩慢進行身體掃描，好好體驗外出健走後的美好感受，同時感覺氣的能量流過身體以及活著的感覺！檢查身體各部位的肌肉或關節，是否有任何緊繃、痠痛或不適，你的身體可能正在告訴你，健走技巧中有需要改善之處，試著鎖定並記住身體發出訊號的特定部位，好在下一次的健走練習中持續觀察。

在健走後的伸展操中多花一點時間注意身體特別緊繃的部位，如果你才剛開始執行健走計畫，或是剛提高健走運動的強度，你的肌群和關節可能會感到「筋疲力盡」（這是非常正常的現象），但不一定會感到痠痛，請務必學會分辨兩者之間的差異。在頁196〈練習並改善氣功健走姿勢〉的段落，我們會討論如何修正部分問題，避免這些問題造成身體疼痛或不適。

當你完成健走後的緩和運動，我們強烈建議你先進行伸展，再投

入後續的活動，確實的伸展可以幫助肌群恢復原始狀態。以下一系列的伸展動作非常實用，對於你的健走練習有畫龍點睛之效。

伸展操

　　我絕對不會在健走前進行伸展，因為此時肌肉溫度偏低而容易拉傷。研究顯示，在運動訓練前進行伸展操對於提升訓練品質幾乎毫無幫助，甚至可能造成其他問題。傳奇捕手尤吉‧貝拉（Yogi Berra）就曾說過：「避免過度最好的方法就是根本不要開始。」如果我在開始健走時感到緊繃或痠痛，我會先做鬆筋操，接著以比平常緩慢的速度開始練習，讓身體漸漸進入完全的運動狀態。

　　以下這套基本伸展操對於健走練習很有幫助，甚至一輩子受用，為了確保你在伸展過程中的安全，同時避免過度伸展，請遵守以下的簡單規則：

- 緩慢伸展，並運用身體感知各肌群可承受的伸展程度，每次開始伸展時，先和緩的延伸身體、維持姿勢數秒，接著在身體可負荷的範圍內加深動作，一次完整的伸展動作至少須停留30秒。
- 伸展肌群時避免晃動，否則可能會拉傷肌肉。
- 在每個伸展動作開始時放鬆並吐氣。
- 伸展操必須在緩和運動結束10分鐘以內開始，也就是肌肉溫度仍偏高時。
- 如果你從未練習過伸展動作，請仔細閱讀以下的說明，並且確認自己確實了解練習方法，在前幾次健走結束後，只需要和緩的伸展即可，直到你非常熟悉所有的伸展姿勢及順序。

伸展小腿肌

　　站在距離椅子或牆面約2步的位置，身體向前傾但保持腳跟貼地，骨盆向椅子或牆面的方向移動，膝蓋則維持不動。這個動作可以充分伸展小腿肌，維持姿勢數到10，並重複3次（圖46）。

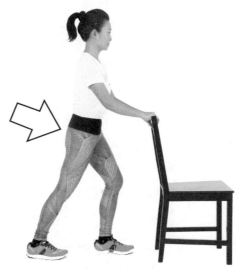

圖46—— 伸展小腿肌：
保持腳跟貼地

伸展阿基里斯腱

　　呈現與圖46相同的姿勢，但身體向椅子或牆面移動時膝蓋要彎曲，維持姿勢數到10，並重複3次。另一種替代方式是站在路緣上，腳跟懸空，你可以扶著杆子保持穩定，一次放鬆一側的腳踝、壓低腳跟，接著再換邊，伸展到可負荷的程度即可，維持姿勢20-30秒（圖47）。

伸展髖部屈肌與上部腿後側肌

　　將一腳踏在與髖部同高的物品上，骨盆往抬高的腳跟移動，維持姿勢數到10，雙腿各

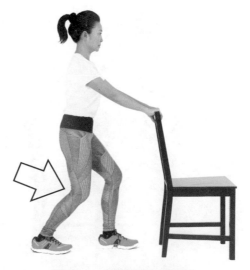

圖47—— 伸展阿基里斯腱：
彎曲膝蓋，保持腳跟貼地

做3次，過程中上半身維持垂直。如果要加強伸展髖部屈肌，可以將與落地腳同側的手臂高舉過頭、手肘打直，骨盆則持續往抬高的腳跟移動。當髖部屈肌延伸到極限時，彎曲高舉的手臂越過身體，並且將上半身朝相同方向扭轉，維持姿勢30秒，再換邊練習。這個伸展練習是最能確實延展腰肌的動作（圖48a、48b）。

伸展腿後側肌

將腳跟放在與髖部同高的物品上，雙膝以及脊椎保持挺直，接著從髖部向前彎，上半身向抬腳的方向前彎，前彎至腿後側肌可承受的程度即可，維持姿勢20秒，雙腿各做2次。你也可以坐在地上練習這個動作，但姿勢改為雙腿在身體前方伸展（圖49）。

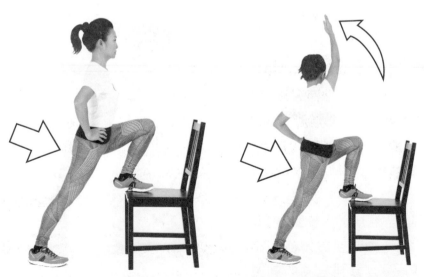

圖48a—— 伸展髖部屈肌：
　　　　髖部推向抬高的腳跟

圖48b—— 伸展上部腿後側肌：
　　　　髖部屈肌隨著上半身扭轉而伸展

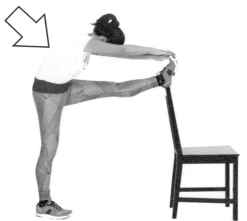

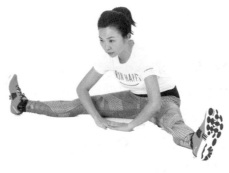

圖49—— 伸展腿後側肌：
從髖部向前彎

圖50—— 伸展內收肌：從髖部開始向前彎

伸展內收肌

坐在地上、膝蓋挺直，雙腿則盡可能往外張開，從腰部以上挺直背部，接著彎向一腿維持20秒，再換腿前彎20秒（圖50）。

伸展股四頭肌

一腳踩在地面上，並抓住另一腳的腳踝，朝腳跟方向往上拉，如有需要，你可以扶著椅子保持平衡，雙膝保持靠攏，將腳

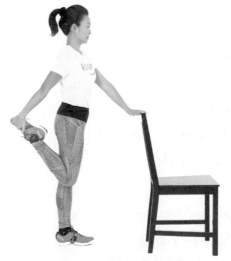

圖51—— 伸展股四頭肌：
保持雙膝併攏、骨盆水平才能確實伸展

跟拉向臀部。若需要加強延展股四頭肌，可以在腳跟提起至正確位置後，試著讓骨盆維持水平（圖51）。

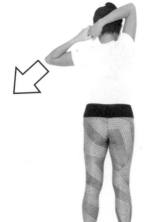

**圖52——伸展背闊肌：
用下方手臂拉動**

伸展背闊肌

　　這個動作可確實延展位在肩胛骨下方與覆蓋肋骨外側的背部肌肉。呈直挺站姿，雙腳距離比髖部稍寬，提起一側手臂越過頭部，並用另一手抓住上方的手腕往下拉20秒，接著換手練習（圖52）。

腿部引流

　　這是我最喜歡的動作之一，完成前述的伸展運動後，平躺在地上，雙腳則靠在椅子或牆上，這個動作可達到兩種效果：幫助你靜止並休息。畢竟休息總是一件好事，這個動作也有助於腿部排

出老舊血液，因此當你再次站起身，會感覺雙腿如獲新生。每次在我長時間運動雙腳後，都會進行腿部引流，這項練習多年來助我良多，我甚至把它暱稱為疲勞雙腿的「奇蹟療法」。讓自己保持這個姿勢，放鬆3-5分鐘再起身，當我躺在地上進行練習時，經常會用這段時間回顧自己的健走練習（圖53）。

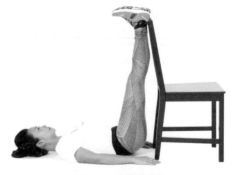

**圖53——腿部引流
（我甚至曾以這個姿勢睡著）**

健走後評估

進行後續活動之前，先評估剛才完成的健走練習，思考自己是否從中學到經驗，是否有需要改善之處，你可以自問下列這些問題：

- 這次健走練習的目的或是專注要點為何？
- 過程中我如何提醒自己記得練習專注要點？
- 我是否感受到專注要點發揮效果？
- 從今天的健走中我學到了什麼？有什麼新的理解或體悟？

不妨養成寫健走日誌或紀錄的習慣，以便追蹤自己的進步狀況。許多人並不擅長在獲得良好的成果後適時表揚自己，但寫日誌卻是個自我激勵的好方法，當你一一記錄自己的練習內容，健走的學習效果將會大幅提升，因為每次健走都是回頭複習先前經驗的機會，也因此能深化對每次健走的記憶與了解。如此一來，健走對你而言將不僅僅是一套健身計畫而已。

開始記錄之前，先花一段時間用身體感知健走所帶來的感受，接著寫下體驗到的知覺。透過這種方式，你的健走日誌就等同於連結所有健走練習的一縷線，將每次練習編織成更遠大的願景，特別是當你開始觀察各類健走其實具有不同的能量強度，會更明白各種健走練習在過程中所扮演的角色。此外，日誌也可以幫助你追蹤並確認健走過程中與生活中的正面改變，而在第7章，你會需要在日誌中記錄自己的願景、目標、計畫以及進步幅度。

健走之間的準備階段：
練習並改善氣功健走姿勢

很多人曾問我：「沒有健走時可以練習氣功健走專注要點嗎？」當然可以。事實上，你在其餘時間練習氣功健走專注要點的量，可以和健身時的練習量一樣多，這種能力稱為**一心多用**，而氣功健走將會幫助你成為箇中好手。好好記住以下這個實用的提示：在每次氣功健走練習之間，練習專注要點的次數越多，就越容易在健走的過程中牢記專注要點的內容。

以下段落會列出最常見的健走相關問題以及解決方法。在一天之中的任一時間點，你的身體會處於三種可能的狀態：站立、坐下或移動，因此我依據這些狀態列出健走相關問題，以便說明解決方式。

站立與移動

只要你處於站立或移動狀態，就可以試著修正下列問題，這也表示你可以隨時練習氣功健走專注要點，無論你在站立、行走、運動、跳舞、玩耍、排隊、站著工作或是逛美術館。在這個小節，每一項主題都會簡短說明最適合解決特定問題的氣功健走專注要點。

下背部疼痛

大多數的下背部疼痛都是起因於腰椎受到壓迫，為了舒緩壓迫感並且使椎間盤之間產生更多空隙，骨盆必須維持水平，這麼做可以加強腹肌力量，同時放鬆下背部肌群。盡可能在舒適的狀態下經常使骨盆保持水平（見頁97），同時記得保持雙膝微彎。

姿勢不良

　　以我自己而言，這項練習可以每天進行、持續一輩子也不膩。請先從頁96開始複習關於姿勢與四步驟練習的部分，至少1星期複習1次，直到你熟記每個步驟，接著盡可能一想到就開始依步驟練習。這項練習可以有效幫助我從頭頂「推向天空」，此外，我會設定手錶每小時響1次，提醒自己對直姿勢。

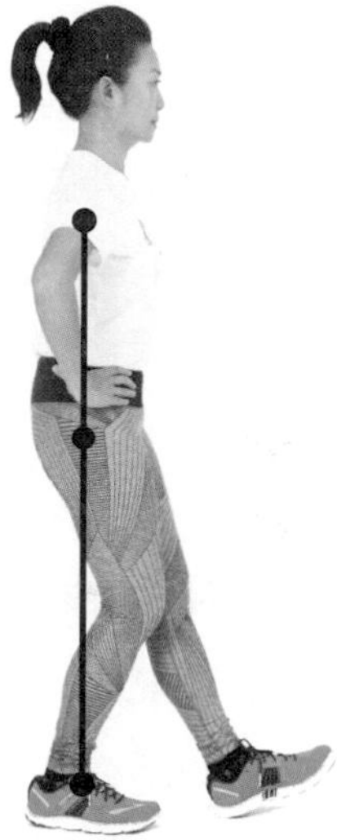

圖54—— 提升核心肌力站姿：
單腿站樁

鍛鍊核心力量

　　如果你的核心不夠強健，或是希望提升核心肌力，最適合你的練習絕對是站立時維持骨盆水平，你也可以選擇以1-5分鐘為單位，輪流練習單腿站樁。進行這項練習的最佳方式就是直挺站立、放鬆雙膝，接著讓所有重量轉移至其中一腿，另一腿的腳跟則輕放在前方地面（圖54）。

內收肌力量不足

　　當你的內收肌缺乏力量，可能會導致站立時雙腳習慣呈現外八或是距離過寬。為有效鍛鍊內收肌，站立時雙腳要保持平行並且與髖部同寬，你必須將整個腿部（從髖關節開始）往身體中心線轉動，才能確實讓雙腳呈平行。如果雙腳平行令你感到不適，只需要轉動腿部到自己可忍受的程度，經過數週或數個月後，隨著你的內收肌變得更加強健，便可以漸漸增加腿部向內轉動的幅度。

腳掌內翻

　　當你呈現站姿或到處走動時，務必要保持雙腳平行，並感受身體重量落在雙腳外緣，深深牢記這種感覺，並確保每次腳著地時都有相同的感覺。此外要避免挺直雙膝，隨時讓膝蓋保持柔軟。

小腿肌緊繃

　　每次站立時，試著感知落在腳跟與蹠骨的壓力比例，在理想狀況下，兩者承受的壓力會相等。然而如果你的小腿肌感到緊繃，很可能會發現蹠骨承受了較多壓力，這時你就必須練習平均分配壓力，增加腳跟負荷的壓力。此外，長時間站立時，小腿可以稍微離地並輪流擺動，要甩動大腿同時保持小腿不使力，而當你走動時，小腿肌絕不該有任何緊繃感，而是要像輕鬆飄浮在地面上一樣。

骨盆維持水平

　　練習保持骨盆水平時，首先必須挺直上半身（見頁97），接著運用腹部最下方的錐狀肌上提恥骨，使骨盆呈水平。錐狀肌是小型、呈現錐狀的肌肉，與恥骨相連接。維持骨盆水平時，要避免使用臀大肌的力量，否則腹肌無法變得更加有力，畢竟有誰會需要鋼鐵般的臀部呢？同時，也要避免使用上腹肌的力量維持骨盆的水平，上腹肌必須保持放鬆，才能順利運用腹式呼吸。

舒緩髖部

　　當你發現自己必須站在原地超過5分鐘，可以選擇練習髖部畫圓以放鬆髖部。我的太極拳師傅曾要求我每次練習髖部畫圓半小時，即使

畫圓的幅度不大，這項練習也確實很有效，重點在於畫圓的次數，而非畫圓的幅度（見頁174，了解鬆筋操的完整說明）。

放鬆肩膀

　　一般人最容易感到緊繃的部位就是肩膀，以下三步驟可以有效釋放肩膀的緊繃感：

　　1. 提起肩膀並用力維持姿勢，你可以選擇輪流聳起一側肩膀，或是同時聳起雙肩。維持姿勢5秒後，讓肩膀放鬆回到原始位置（圖55a、55b）。

　　2. 接著，運用內部力量將雙肩往下拉，想像自己雙手各提著一大桶水，而雙臂持續將雙肩向下拉，持續下拉5秒後，讓肩膀放鬆回到原

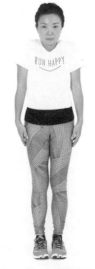 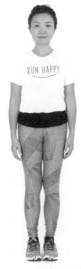

圖55a—— 聳起雙肩　　　　　　圖55b—— 放鬆雙肩

始位置。

　　3. 肩膀向前彎並維持姿勢5秒，再向後拉並維持5秒。

　　你可以根據自身需求重複進行以上三個步驟，或是持續練習直到有血液回流至腦部的感覺。

身體掃描

　　練習身體感知技巧時，身體掃描絕對是最實用的工具，一天之中只要一想到就可以盡量多練習。通常我會設定手錶每小時響一次，提醒自己進行身體掃描，我會想像自己有一台隱形的核磁共振（MRI）掃描儀，緩緩從頭到腳掃描全身，檢查是否有任何緊繃、痠痛或關節緊縮之處。整個過程可能費時 1-30 秒，當我發現有需要特別注意的部位，就會暫停掃描並且採取必要措施，接著再繼續掃描身體。我會在一天內經常進行數次這項練習，無論我是站是坐、正在移動或躺著不動。

坐姿

　　儘管坐著確實是讓腿部休息的好方法，許多人卻在坐著時養成了各種不良的姿勢習慣，例如長年癱坐在椅子上、習慣性翹二郎腿，或是不停調整臀部以適應連續長時間的坐姿，不論是坐在桌前或是車上都一樣。

　　過去我還在製作家具時，很少坐著工作，但在過去三年間，由於我開始投入寫作，自成年以來第一次需要安分坐在桌前，我只能選擇學習保持正確坐姿，否則可能會在某個午後因能量流失過多而死。如

果我坐在電腦前並靠在椅背上，上半身便會鬆垮無力，導致氣不停流失，我的創造力也會隨之消失。當我看著自己的能量一點一滴流出身體，我知道再不趕緊挽救，最後自己就會像隻被去骨的雞一樣悽慘。

儘管我必須費心費力維持正確坐姿，但我認為這是有益的、也是我願意投入練習的活動，因此我並不介意坐得直挺，畢竟當我維持正確的坐姿，便能立即感受到體內充滿更多能量。以下這項練習可以在坐著時進行，不論你正在用餐、在桌前工作、冥想、開車、看電視、聽音樂會、看電影，或是參加教堂禮拜、會議或課程，處處都是你坐著練習氣功健走專注要點的機會。

下列內容包含呈坐姿時可以練習的氣功健走專注要點，以及一些可以有效解決的常見問題。

身體掃描

如先前所述，進行身體感知的次數永遠不嫌多，當你需要長時間坐著，務必經常進行身體感知，並且將身體感知當作檢查工具，查看自己的坐姿是否對身體造成疲勞或壓力，接著你就可以運用以下這套練習與專注要點修正問題，讓自己回到正常狀態。

呼吸

如果你是坐著工作，並且需要運用精準的視覺或手藝，例如繪畫、設計、擬稿或組裝，你一定會特別喜歡這項練習，因為當身心越需要專注，就越難以適當呼吸。弓著身子工作會限制肺部空間、減少吸氣量，進而減少流向腦部的氧氣量，在一天的工作結束後，我們會肩膀緊繃、頸部僵硬、頭痛不已，卻搞不懂這些問題從何而來。

- 還記得姿勢練習的第2步驟嗎？也就是將一手放在肚臍，另一手放在鎖骨下方，兩手往相反方向擴展的同時，挺直脊椎上半部（見頁97）。不妨在一天之中每隔一段時間就重複練習這個簡單的動作，同樣的，你可以用手錶提醒自己定時練習。

- 坐下時保持腹式呼吸也是很重要的一點（見頁72的說明）。骨盆保持水平並坐在你的「坐骨」正上方，你可以在坐下時將雙手擺在臀部之下確認坐骨的位置，雙手感覺到的骨骼就是坐骨，接著盡量保持用鼻子緩慢而慎重的呼吸。

- 如果在一天之中，你的大腦需要一段安靜的休息時間，不妨試著輕鬆但直挺的坐在椅子上，雙手輕放在大腿、雙腳貼地。接著緩緩呼吸，吸氣5秒、吐氣5秒，舒適的呼吸節奏穩定之後，在接下來的5分鐘保持不動，只要觀察吐出的氣息如何離開身體。你不需要思考如何吐氣，也不需要用力吐氣，不必做任何動作，只要觀察即可。這項簡單的冥想練習可以幫助你釐清思緒、穩定心情、集中精神 —— 可說一點都不難。實際嘗試之後，你就會發現想要專注於當下，這是最快也最有效的方式，當你完成這項5分鐘的練習，便會立刻感到身體放鬆、頭腦清醒。

- 若你需要讓自己脫離缺乏能量的狀態，可以試著閉上嘴巴用鼻子快速吸氣與吐氣，重複20次短促的呼吸後之後，深吸一大口氣，接著重複相同的循環2-3次。這項練習促進能量的效果非常驚人，而且比多喝一杯拿鐵咖啡更健康。

鍛鍊核心力量

　　每當你坐在椅子上，一定要保持直挺的坐姿，並坐在椅子前側，避免依靠椅背支撐背部，直挺的坐姿可以鍛鍊出強健的腹肌與髖部屈肌。以下有更多好方法可以幫助你在坐著時鍛鍊核心肌群。

臀部走路

　　坐在地板上並往前伸直併攏的雙腿，上半身姿勢保持得像箭一樣直挺，交叉手臂並將手放在肩膀上，手肘則維持與肩同高，收緊腳踝讓腳趾朝向天空。接下來試著轉動骨盆、用坐骨往前走，兩側各前進10「步」，同時讓腿部滑向前（但千萬不要提起腿部），往前10步後再往後10步（圖56a、56b）。只要每天進行一次練習，就能鍛鍊出有力的腹肌、健康的腰肌以及一對強壯的腹內斜肌，絕對沒有其他的單一

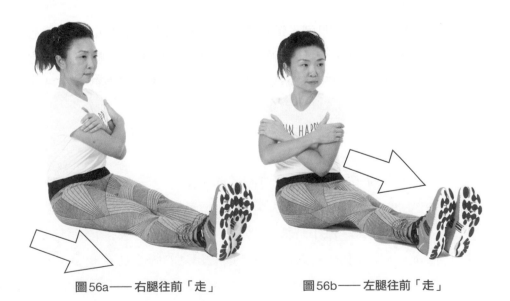

圖56a—— 右腿往前「走」　　　　圖56b—— 左腿往前「走」

練習能有如此卓越的效果。

運用抗力球

　　我曾受下背部疼痛所苦多年，因此學會如何長時間坐在椅子上卻不受傷，對我來說是非常特殊的挑戰。對我助益最大的一種方法，就是用抗力球取代椅子，沒錯，現在我仍然習慣坐在抗力球上工作，我也看過有人在抗力球下方加裝一組滾輪，如此一來，在地板上滑行時就不需滾動球體。長時間坐在抗力球上不僅能鍛鍊身體軸心附近的肌群，更可以促使這些肌群持續運動與保持彈性，而不是像一般椅子導致肌群變得僵硬。

　　坐在抗力球上可以進行骨盆畫圓的練習，同時保持上半身不動，薦骨與下背部也能維持在放鬆但使力的狀態。我偏好坐在抗力球上是因為坐下時骨盆仍然能活動，一般的椅子很難有這種效果，只要我願意便可以整天練習骨盆畫圓，維持薦骨與髖部的彈性，從坐姿站起身時也不會有任何部位感到僵硬，我真的非常推薦運用抗力球輔助鍛鍊。

　　但如果同事們都因此拿你當笑柄，又該如何是好？我想這時候就是練習「摒除我執」的大好機會了（見頁213）。

善用椅子

- 當你坐在椅子上，請坐在椅面的前半部（尾骨大致位在椅子中央支柱的上方），避免依靠椅背支撐上背部。如果你不太習慣這個姿勢，先嘗試每小時練習5分鐘，再每週漸漸增加維持姿勢的時間，這個姿勢可有效鍛鍊健走時會用到的腹部肌群。

　　如果你在健走過程中感到下背部疼痛，在進行任何鍛鍊前，請

先徵詢醫師意見。

- **放鬆肩膀**。雖然我的意見聽起來可能有點激進、甚至食古不化，但我認為扶手是椅子設計中最糟糕的部分。大多數椅子的扶手高度都過高，這表示如果你將手肘擺在扶手上，就等同於用肩膀支撐上半身的部分重量，但肩膀本來就不具有支撐身體的功能。每次搭飛機時，當我把雙臂放在扶手上，都會注意到上背部與頸部有緊繃感，但將手臂移開之後，緊繃感便會隨之消失，不妨實際做做看，你就會明白我的意思。

    當你坐在桌前的椅子上，記得每小時一次讓雙臂自然垂放在身體兩側，雙臂甩一甩後，維持垂放狀態30秒，接著轉動雙肩數次再繼續工作。如果你在一天之中每小時定時進行這項練習，我敢保證，你的肩膀絕不會再像以前一樣緊繃，即使在健走時也能夠保持放鬆。

- **舒緩髖部**。你若「黏在椅子上」超過1小時，最好能每小時起身1次，並且練習髖部畫圓，正反方向各30次，這項練習可以讓關節放鬆一整天，甚至有助於減緩坐骨神經痛。

- **感受脊椎扭轉**。這個方法是運用椅子放鬆下背部，首先你需要一張可旋轉的椅子，以直挺的姿勢坐在椅子上，尾骨正好位在椅子旋轉軸心的上方。將椅子靠向桌子，好讓手肘舒適輕放在桌面，接著雙腳離地（如有需要可以調高椅子）、旋轉椅子，手肘持續放在桌面上，肩膀與上半身也保持不動，同時骨盆維持水平，下半身隨著椅子來回轉動。這項練習可使脊椎從中點以下輕微扭轉，達到舒緩下背部的效果。

    練習氣功健走時，當右腿向後擺動，骨盆應該向右（順時針）

轉動，如此髖部才能隨著腿部擺動，而當左腿向後，扭轉的方向則會相反。這項椅子練習的重點只有一個，就是感受脊椎扭轉，透過練習你會體驗到健走時脊椎該有的正確感受。

在每次健走之間練習氣功健走專注要點，可以幫助你更快精通氣功健走技巧，也能使你對自己的日常生活有全新認識，你將會更一致、更投入、更平衡、更專注，還有最重要的，是更健康的向前邁進。

一天開始前的轉換

現在是週一早上，我和凱薩琳完成週一的例行事項之後，一起坐下來開始寫作，週一早上是凱薩琳的自由時間，而我要照顧女兒喬妮並送她去上學。以下是凱薩琳的習慣：她會先洗個臉，再練習早晨冥想，接著外出健走以及游泳，凱薩琳的週一早晨行程多年來都是如此。說真的，如果凱薩琳的週一早晨行程有差錯，我們全家一整週都會不好過。

我在週一會盡可能早起，好在喬妮起床前完成我的早晨計畫，她醒來後，我會專注於為她打造一個美好、穩定又有趣的早晨行程。喬妮一起床就想玩耍，所以我們在著裝和早餐前安排了遊戲時間，喬妮的一天若是始於和我們其中一人玩遊戲，上學時就會更快樂，她的一天也會更順利。以上這些習慣就是我們一週和一天開始前的轉換時間，我們需要這些轉換時間，才能使家庭生活更有品質，否則我們都會過於忙碌，導致彼此的生活可能在瞬間變得一團混亂。以長遠的角度而言，轉換階段和生活中所有的活動都同等重要 —— 或許更為重要也不一定。

　　有人曾說過生活就是「一件又一件的衰事」，有時生活的確會讓我們如此有感而發，不過，有覺知的轉換可以為你的生活體驗增添連續性與深度，你的日常生活就不會只有「一件又一件的衰事」。同時，你的健走計畫也不會只是待辦清單的一部分，而是能為生活增添廣度、價值及品質的活動，對我們而言，這就是串連一切的關鍵。

第7章

量身打造氣功健走計畫

「可以請你告訴我,該走哪條路嗎?」

柴郡貓回答:「這取決於妳想去哪裡。」

「去哪裡都可以 ——」愛麗絲說。

「那麼,走哪條路都無所謂,」柴郡貓回應。

愛麗絲又補充說道:「只要能到達某個地方就好。」

「噢,妳會的,」柴郡貓說:「只要走得夠遠就沒問題。」

—— 卡若爾(Lewis Carroll),《愛麗絲夢遊仙境》

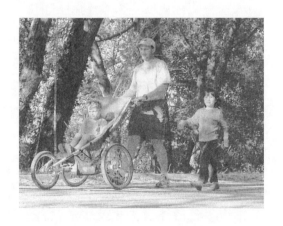

每當我橫越金門大橋,總會想像那些構思造橋計畫、具有遠見的人物如何一步步實行計畫直到完工,以及他們如何在過程中做出一個個正確的決定,將金門大橋打造成兼具實用功能與美感的建築,令

全球世世代代的人們讚嘆不已。金門大橋可說是偉大願景、精密計畫以及人類有能力成就偉大事物的象徵。

建立一套良好計畫有兩大條件：確認自己的願景，以及持續做出正確選擇、向願景邁進。金門大橋能夠展現如此偉大的榮光，也是基於相同的條件，事實上，任何有價值的目標都必須透過這種方法達成。

想要一輩子維持健康與良好體態，你必須長期且有意識的做出正確決定，也可說是一輩子都該如此。當你長時間持續投入一件事，會感受到深層而強大的效果。舉例來說，假設你打算一年之內絕對不說出「愛」這個字，每當「愛」字要脫口而出時，你就必須用其他更清楚、明確的詞彙形容自己的感受，這項練習會迫使你深入挖掘最適合表達自身情感的字眼，避免過度使用「愛」這種華麗卻模糊的籠統說法。選擇進行這項練習會使你更明確意識到自身情感，因為你必須以更精準的方式表達情緒，而持續練習一年後，我敢保證，你絕對會徹底改頭換面，畢竟就算只持續一天也非常不容易！

只要你有一套縝密的健走計畫，並且堅持不懈的執行，這套計畫就能以意想不到的方式助你一臂之力。當然，健走能使身體維持良好的狀態，但為了朝一生健康的目標邁進，鍛鍊大腦也是很重要的一環。運用覺知是一生的修練，而目標就是鍛鍊大腦以積極、有效率的方式運作，因為對大多數人而言，大腦是最難以預測的風險源頭，既狂野又不受控制，大腦非常容易分散注意力，就算是只有一絲吸引力的事物也會受到誘惑。那麼，何不讓大腦注意一些有益的事情，擺脫基本上毫無益處的分心習慣呢？

相信身體的智慧

　　唯一能確保計畫百分之百成功的方法，就是設定可以引起身體共鳴的計畫目標，其他方法充其量都只是碰運氣的小手段罷了，因為你絕對不會懷疑身體所累積的經驗，這些經驗才是你真正的動力來源。你還記得以前的體重比現在少了9公斤時是什麼感覺嗎？以前每天走路時體能狀況如何？過去飲食習慣以及運動頻率正常時，是否經常感到活力充沛？以前又是如何將身體調整至良好狀態？以上所有的正面經驗都會永遠貯存在身體的記憶之中，只要你想透過這些經驗尋找靈感就能隨時運用。你的大腦也許可以耍些手段，並找理由說服你為何該運動，但身體卻能給你非常清楚、毋庸置疑的解釋，讓你相信自己需要運動，和身體唱反調肯定徒勞無功，因為身體絕不會說謊。

度過健康的一生

　　為了確切說明一輩子維持健康的概念，我必須引用這個領域的權威大作，同時也是我很熟悉的書籍 ——《易經》，這本書是集結中國文化智慧的古代經典，孔子與老子等先賢都曾研讀並編寫譯註，《易經》也一直是我的藏書中最重要的一本。書中有一章的主題是「恆卦」，其中對於「恆」這個概念的精準定義，可能就連美國詞典之父韋伯斯特也難以望其項背，我認為這項定義就是所有長期計畫都該具備的特質，試著多讀幾次以下的引文，並且花點時間思考文字涵義。

　　恆*：「……因自給自足而得以自行更生的平衡動態，始於結構

---

*　作者引用段落並非出自《易經》原文，而是出自Richard Wilhelm等人編譯的 *The I Ching, or, Book of Changes* 中對於「恆卦」的解釋。

完整、緊密結合的整體，遵循永久不變的法則，每次結束即是再次開始。」

　　而接下來這句話更是定義中的精髓：

　　「萬事唯有透過長期不懈的努力與縝密思考，才得以逐漸邁向恆久。」

　　這項定義是中國古代哲學家流傳下來的智慧，教導我們如何運用理想的方法，成功實踐足以持續一生的修練，而定義中有兩個形容詞點亮了我的思緒：結構完整以及緊密結合。

　　結構完整指的是計畫中所有元素都經過精心規劃且作用適宜。所謂的精心規劃意味著健走計畫必須奠基於你的願景之上，也就是你希望透過運動達成的目標，同時你也必須考量如何避免受傷，並循序漸進累積成果；作用適宜則意味著無論健走內容為何，都能使你的整體生活更加平衡。

　　緊密結合指的是健走計畫必須成為生活的一部分，就像用餐、刷牙以及任何生活中不可或缺的活動 —— 任何你在生活中自然會做的事，你不該把健走強加到生活中，而是要漸漸讓健走成為你的一部分。剛開始執行健走計畫時，你可能會認為自己是「健走愛好者」，彷彿加入了一個社團並且認為自己是其中的一分子。不過，要達到「恆久」的狀態，健走最終應該要變成生活中再平常不過的元素，而你也不再自認為是健走愛好者，因為健走就是你平常所具備的特質，也是日常修練的展現。

所謂能夠讓人一輩子健康的健身計畫，指的其實就是善用覺知且系統化的長期計畫，而這套計畫具有以下功能：

- 兼顧生活中的身、心平衡
- 定期促進體內能量流動，維持肌群與器官的活力
- 幫助你學會放鬆，令你的生活更加輕鬆
- 幫助你學會專注，延長專心的時間
- 幫助你學會正確的呼吸，避免肌肉與器官缺氧
- 建立自信心以及對身體的信賴感
- 使健康活動成為日常生活的一部分
- 避免因年紀增長導致姿勢走樣

無論你今年幾歲，如果你希望步入老年時體內仍有充沛的能量，開始準備的最佳時機就是現在。「用進廢退」這句話最適合用來形容人的體能，若想累積足以延續一輩子的能量，一定要持續執行運動計畫，甚至必須維持穩定的運動頻率。就我訓練團體與個人的經驗來說，我發現堅持不懈的最佳方法，就是選擇繼續堅持，主導權一直都在你的手上。

摒除我執原則

摒除我執是太極拳與氣功健走的重要原則，也是建立健走計畫的關鍵。指的是你在規劃過程中，完全不受個人的偏好影響，而是考量自己真正的需求，這項原則可以幫助你建立一套有效改善生活的計畫。

滾石樂團的名曲〈你無法永遠得償所願〉（You Can't Always Get What You Want）正好說明了我們該有的正確心態，即使這首歌已問世超過35年，依然能引起共鳴。

　　考量自身的健康與體態時，盡量避免受你的偏好左右，而是要更加重視自己的需求，因為你的偏好可能不切實際、過於理想、甚至可能有害，然而你的需求就只是合理的需要，這才是健身計畫的正確基礎。如果你的家族有心臟病史，你必須想盡辦法中斷這種遺傳，否則大限之日可能會提前，這表示你需要注意飲食、鍛鍊心臟並且保持謹慎，才能逃出基因遺傳的魔掌。

　　你可能1天只想要運動15分鐘，但根據你的卡路里攝取量，1天需要健走45分鐘（或是選擇降低卡路里攝取量）才能避免體重增加。也許你想要背著後背包外出征服登山小徑，但事實上你需要先恢復正常體態，因為新的運動計畫才剛開始沒多久。你可能會想要參加為期3天的乳癌防治健走馬拉松，但你需要的是漸漸培養體能，才能避免最後在賽事進行得如火如荼時因傷退賽。明確區分你的偏好與需求是非常重要的工作，唯有確實做到這一點，你才能建立一套成功的運動計畫並且達成目標，而在練習摒除我執的過程中，你必須聆聽身體的聲音，而不是大腦的想法，才能知道自己真正的需要。

　　摒除我執的第一步就是進行個人評估，如此你才能精準判斷最合適的出發點，因為你必須先理解，自己目前所在的位置以及目標之間向來都隔著一道鴻溝。

健康日誌

養成寫個人健康日誌的習慣，可以使你更有毅力執行健走計畫，而為了建立最適合你的健走計畫並且追蹤進步幅度，你必須詳細記錄自己的願景、每週健身計畫以及努力後的成果，這種書寫的過程有助於你更加投入整個計畫。你可以持續記錄自己的健走內容、各種發現、認知、見解、身體知覺、經驗等等，當然還有基本的健走里程數、減重數據、靜止心率，以及其他你想要蒐集的個人資料數據。

這一章會再次提到「覺知五步驟」，並且運用這套方法為你量身訂做健走計畫，大致的過程如下：

設計氣功健走計畫五步驟

1. 向願景直線前進
   - 寫下願景，也就是你希望透過運動計畫獲得什麼成果。
   - 了解自己該從何開始以及當下的狀態，評估自己目前的生理狀況與心態，確認計畫的出發點。
2. 透過建立目標運用核心力量
   - 寫下完成願景需要哪些實質努力，建立中程、明確的目標，時程最多不超過1年。
3. 建立平衡的每週計畫
   - 考量自身實際且合理的需求，設計出更為平衡的每週計畫，並且將健走計畫融入日常生活，維持整體生活的平衡。
4. 氣功健走對照表任君選擇
   - 選擇對完成計畫目標最有幫助的健走類型，能使你的體內能

量更加豐富、平衡。

5. 運用聰明升級計畫向前邁進
- 全心投入健走計畫使自己更上層樓，並透過聰明升級計畫維持健身的動力。

1. 向願景直線前進

你的願景就是動力來源，能使你更有活力執行計畫，而動手寫下屬於自己的願景，是打下基礎的重要一環。奠基於此，你才能完成生活中的各種目標，如果你在寫下願景時能夠清楚描繪出各種細節，就會感受到彷彿有股力量將你拉向未來成功的那一天。一切美好的事物都始於腦中的想像，就連一頓精心規劃的大餐，都是始於某人腦中的計畫，既然一頓週日大餐都需要一定的規劃與先見之明，你的幸福與健康難道不值得投注一樣多的心力嗎？當你在實行計畫的過程中，遇上可能導致你失敗的困難與阻礙，只要專注想著你的願景，就能克服重重關卡。

關乎健康與能量的願景，應該要夠寬、夠廣、足以令人熱血沸騰，在日誌寫下願景後，你可以過一段時間再修改，讓願景更具體或範圍更廣，不過通常第一個版本才是你真正的心聲。為自己預留半小時，寫下你分別希望自己在未來10年內、5年內、1年內，身體呈現什麼樣的健康和活力狀態，你希望在日常生活中處於什麼狀態？每天起床後和入睡前又希望是什麼狀態？

現在，想像自己已經完成了所有目標，一定要花點時間暫停手邊的一切，專心想像自己已達到理想的健康與體能狀態，接著記錄當自己處在這種狀態，生理上及情緒上的感受為何，要盡可能詳細描寫良好外

觀和心理狀態所衍生的各種益處。這個步驟的目的是幫助你確認最適合自己的願景，你的願景必須非常明確，才能發揮指引的作用，幫助你度過訓練過程中每一次艱困的時刻。

確認自己當前的狀態

雖然這個道理聽起來很簡單又理所當然，不過一套計畫最有效的起步方法，確實就是從原始狀態開始，如果你充分了解自己目前的狀態，將來追蹤進步幅度就不是難事。首先，你要進行自我生理評估，了解自己目前的健康與活力程度，接著再進行心態評估。

第一步，記錄精確且真實的自我評估結果，以確保計畫初期的體能資訊沒有任何差錯。很多人遇到的最大問題，就是不明白自己當前的實際狀況，了解這一點之後，你可以參考以下建議的事項，判斷自己目前的身體狀態，作答時一定要百分之百誠實，畢竟其他人也不會看到你的日誌或是答案。

自我評估應涵蓋的內容包括：

- 基本資料：年紀、體重以及整體健康與活力狀態
- 目前的運動量與運動類型
- 運動後通常感覺如何
- 健康與活力方面的強項
- 一天之中感到最有活力、狀態最好的時間
- 一天之中感到最缺乏活力的時間
- 目前有哪些健康問題與隱憂

身體是否發出警訊？

在你投入長期的運動計畫之前，是否有任何健康相關因素需要考量？目前是否正在服藥？身體是否有任何可能受體能活動影響的狀況（例如高血壓、中風、心臟病、舊傷、糖尿病、近期手術等）？請務必接受完整的健康檢查，如果有任何重大健康問題需要處理，一定要尋求醫師的協助。

進步的基準

以下有兩種簡單的自我檢測法，可以幫助你衡量自己的出發點，並且追蹤體能的進步幅度。這些方法並不是要評價你的體能程度，而是計算出比較值，方便你追蹤一段時間內的進步狀況。

1. 測量靜止心率

首先，了解自己的靜止心率（RHR）非常重要，因為你需要一個參考基準點，隨著調節能力漸漸提升，你會發現靜止心率開始降低，所以最好定期測量，記錄自己變健康的進步過程。當你開始懷疑健走計畫的效果，這份數值紀錄絕對會令你安心不少。

測量靜止心率的方法是上床睡覺前，把手錶放在伸手可及的位置，早上醒來後，先不要進行任何活動，拿起手錶並開始測量脈搏。大拇指放在喉嚨旁的頸部，另一手則拿著手錶方便計時，接著計算15秒內的心跳次數，再乘以4計算出你的每分鐘心跳數。接下來立即下床，並且在忘記這個數值前趕緊記錄在日誌中，再慢慢回到床上、蓋上被子，告訴自己今天已經完成了一件有意義的事。你可以一個月測量一次靜止心率，或是依需求增加測量次數，如果你屬於體能狀況原

本就較差的族群，這項數值的降低幅度會最為明顯，你應該會非常期待每次的測量結果。

2. 20分鐘健走測試

　　另一個衡量進步幅度的方法是20分鐘健走測試，穿上舒適的健走服裝與鞋子，並且選擇一個可以在往後再次進行健走測試的地點。最佳選擇是鄰近的操場跑道，不過住家附近的固定路線也很適合，至少要選擇平坦的健走場地 —— 上下坡會導致測驗結果失準。用手錶計時並快速健走20分鐘，過程中你應該有說話的餘力，但不太輕鬆，健走20分鐘之後，請執行以下兩個步驟：(1)立即測量脈搏，並且(2)測量自己的健走距離。回到家時，將以上兩個數值記錄在日誌中，如果你的測驗場地是自行車道或是住家附近的道路，只需要標記健走20分鐘之後所在位置附近的地標即可。

　　每個月在相同地點重新進行這項20分鐘健走測試，你可能會觀察到以下的狀況：(1)在20分鐘內能走完更長的距離，或者(2)健走結束時的心率比之前低。運用這種方式確認自己的進步幅度，會令人很有成就感。

心態評估

　　完成所有涵蓋健康與活力程度的生理評估之後，請針對你的心理狀態進行相同的評估，這也是健身計畫中不可或缺的一環。記下自己心態中積極正向的特質，例如你的腦中有個聲音鼓勵你繼續投入健身計畫，如果你有強大的意志力並且能夠堅守健身計畫，應該將這些優點全都記錄在日誌中。接著開始寫下你想要克服的部分，最好能仔細

回想過去曾讓你脫離正軌的腦內聲音，並記錄一些大腦慣用的說辭，尤其是曾使你放棄健身計畫的語句。如果想在這些聲音出現前就掌控全局，你必須事先思考並有所準備，像是了解這些聲音的本質為何，以及聲音通常在何時出現，重點是你必須奪得先機，因為這些負面的聲音一旦出現就會難以消弭殆盡。

你可能聽過以下這些推託之辭：

「健走其實沒那麼重要，所以少練習一次不會有什麼影響。」

「我實在太忙了，有很多比健走更重要的事等著我去做。」

「我昨天有去健走，所以今天可以偷懶。」

「我實在太累了。」

「我才剛吃飽，而且我不想錯過最喜歡的節目。」

懂了吧？

在確認自己的願景以及當下的生心理狀態後，表示你已經準備好進入「運用核心力量」的階段，並完成確立目標與擬定策略的步驟。

2. 透過建立目標運用核心力量

在這個階段你必須「運用核心力量」，並且規劃如何從目前的狀態一步步向願景邁進，完成你的個人目標。所謂運用核心力量，指的是從體內深處以及最深層的能量來源提供自己往前邁進的動力，同時你必須設定合理、有吸引力的短期目標，也就是對你而言有意義、有價值的目標，每完成一個目標就等於向願景多邁進一步。

你想透過健走計畫達到的任何目的都可以成為目標，不論是減重、延長健走距離、提升自信心或是降低血壓，而在你設定的目標之中，至少要有幾項是**明確、可衡量**，並且能在3個月至1年的時程之內

完成的。如果你的目標需要超過1年時間才能完成，你可以考慮將目標分割為兩項規模較小、也較易於管理的子目標。而如果你向來容易半途而廢、無法完成目標，最好設定可在短期內完成的目標。當你心存懷疑時，試著回想漸進原則，先從目標中較細節的部分著手，或是你也可以選擇漸進式完成每週或每月目標，直到你具備更純熟的技術以及更強大的動力，足以應付大規模計畫時，再一舉完成大型目標。

在體能、情緒、大腦以及形而上等方面，你分別有哪些目標想完成？下列的建議可以提供你一些靈感：

體能相關目標

- 更強健的身體
- 健康的心臟
- 減重
- 完成5公里、10公里或馬拉松等級的健走賽事
- 加入另一種運動進行交叉訓練
- 完成特定的健走里程數，或是以特定速度健走
- 可以追上孩子或狗的速度
- 完成術後或傷後復健
- 提升身體感知技巧
- 能夠更自由活動
- 感到更有活力

情緒相關目標

- 提升自尊心

- 增加社交互動頻率
- 與大自然培養更深厚的關係
- 維持情緒平衡
- 有時間處理生活中的困難或問題
- 降低焦慮感

大腦相關目標

- 提升專注力
- 更有效（積極）運用大腦
- 鍛鍊大腦
- 拓展大腦的視野，願意接納新想法
- 提升組織能力
- 促進身心連結

形而上相關目標

你設定的形而上目標有哪些，又要如何透過氣功健走計畫達成？「形而上」在這裡指的是生活中任何與內在能量相關、無法以肉眼觀察的一切，例如：

- 感到精神集中
- 具備摒除我執的能力
- 熟知大自然的法則
- 在生活中有完滿的體驗
- 活在當下

● 珍惜生命這份大禮

你不一定要根據以上的四大分類一一設定目標，畢竟計畫最有效的起步方法，就是依你目前的狀態調整。所以如果你目前還不知道如何規劃形而上或情緒相關的目標，不用擔心，當你有動力（或需求）時再回頭設定目標即可。此外，你的目標一定要源自你的核心、中心、內心，而不是來自他人對你的期望和看法。直到現在，我的目標清單仍然不停增加，其中包含我目前正在努力的目標，以及打算在將來找時間完成的目標。

選出並記錄你現在想完成的一項或多項目標，另外也要寫下完成目標的評斷標準，例如每項目標的完成期限，以及你期望看到哪些明確、可衡量的成果？寫日誌時，一頁只記錄一項目標，方便日後在同一頁追蹤進度。

3. 建立平衡的每週計畫

在這個階段中，你必須結合自我評估與目標，規劃出有效且實際的健走時程表，讓你年復一年往目標邁進。走鋼索的人必須維持平衡才能走得遠，同樣的道理，如果你的長期健走計畫與日常生活達到平衡，並且符合你的體能與能量需求，持續執行就不是難事。

現在的社會經常強調維持體態與健康的重要性，但個人投入在健身的時間卻少得不成比例。為了滿足你的實際需求，你必須將運動視為首要之務，並且盡量規劃出完善又容易執行的健身計畫。當然，重新調整你的神經系統以及改變身體的運動方式並不容易，不過你的健走計畫本身不該成為阻礙，在練習過程中面對阻礙才是有益的挑戰，也

是成長的必經之路。而打造完整、健康的健走計畫,並且持續執行多年的最佳方法,就是要讓這套計畫與你熱愛及需要的一切具有相同地位,這種狀態才能稱之為平衡。

開始安排計畫之前,我們要先複習健走對健康的益處。根據我所讀過的大多數研究,必須漸漸培養1週至少健走6天(7天會更理想)、每次30分鐘(65歲以上的長者可以縮短時間)的習慣,健走才能發揮最佳的健身效果,也就是1週總計應該健走至少3小時。如果你需要一點鼓勵,以下列出的健走益處也許會有點效果。

- 50-79歲的族群每週快速健走2.5小時,可使心臟病發作與中風的機率降低約1/3。
- 1週快速健走3次,每次30分鐘,可發揮與抗憂鬱藥物相同的效果,有助於舒緩中年與老年人的嚴重憂鬱症狀。
- 每週健走2.5小時或以上,並搭配較健康的飲食,對抗糖尿病的效果優於常見的降血糖藥物每福敏(Metformin)。
- 40-84歲的男性每日適度運動,可使罹患大腸癌和大腸息肉的機率降低一半。
- 70-87歲的女性每週健走3天,並持續10週,體內的高密度脂蛋白(好膽固醇)會顯著增加,三酸甘油酯的含量會下降。其他研究則顯示適度運動可降低體內的低密度脂蛋白(壞膽固醇)。
- 年紀較長的成人健走量越多,罹患失智症以及因年紀增長而智能退化的機率越低。

　　許多相關研究顯示，投入健走的時間越長，健走所帶來的益處就越顯著。了解這些資訊之後，你可以參考以下幾項原則，設計自己的健走計畫。此外，你的計畫內容一定要非常明確，這個階段的重點就在於清楚規劃自己的需求。

- 如果你是初學者，可以根據自己的體能狀況，選擇1週健走3至5天。在你的調節能力漸漸提升之後（一定會提升的！），最好能夠每週健走6、7天，每次30分鐘，這樣的健走計畫才會有正面效果。首先寫下你計畫中的每週健走天數。
- 再寫下每週最適合健走的日期。
- 分別寫下每個健走日最理想的健走時間。有些人認為晨間健走比較容易，因為此時沒有太多令人分心的因素。
- 寫下計畫中每個健走日的練習分鐘數，記得要考量交通時間或轉換時間，才能準確計算出完整練習所花費的時間。
- 寫下每週健走練習的日期與時段，並且將這些時段視為非常重要的預定行程，如此一來有人問你是否有空時，你才有理由禮貌拒絕，不過更好的作法也許是邀請他們一起健走！

　　如果你的健走計畫很實際，能夠順利與日常生活融合，培養定時健走的習慣就會較為容易，以這種方式看待你的健走計畫，才能讓計畫得到應有的重視。

4. 氣功健走對照表任君選擇

　　完成自我評估並且確定每週健走天數與時間後，就可以開始運用

氣功健走對照表，挑選適合安排在時程表內的健走類型，這個階段你
已經等同於在為自己量身訂做一套健走計畫。不過，在安排健走類型
時請注意兩個重點：持續練習氣功健走技巧，以及提升調節能力。你
能從健走計畫中獲益多少，取決於你做出多少努力，所以每次練習健走
時，一定要從健走技巧開始著手。

　　在計畫初期，先從對照表的「體能」分類中挑選健走練習，這類
練習可以幫助你提升技巧與調節能力。歸根究柢，氣功健走是一套健
身計畫，因為體能耐力正是精神與情緒健康的基礎，前文所提到的科
學研究都已證實，體能程度及運動都會大幅影響情緒與精神狀態。

　　在你具備良好的健走技巧之後，由於身體處於對直、放鬆的狀
態，加上運動方式正確，計畫中所有的健走練習都能使你體內的氣更
加充沛。而良好的健走姿勢畢竟是一切技巧的基礎，所以持續練習、
改善姿勢非常重要，這個概念和練習瑜伽很類似，精進每個姿勢所涵
蓋的技巧是永無止境的修練。只要將身體調整至適合能量流動的狀
態，氣的能量就會在你的體內順利流動，而這一切都必須奠基於良好
的健走技巧。

5. 運用聰明升級計畫向前邁進

　　五步驟中的前四個步驟，很類似規劃假期的過程：選擇目的地、
擬定旅遊計畫、挑選攜帶物品、打包，而現在你只需要拿起行李並踏
出家門，就大功告成了。如果你確實完成了前幾個步驟，「向前邁進」
這個階段就會像氣功健走技巧中的輕微前傾動作一樣容易上手。

　　最後這個步驟的重點不只在於健走計畫的前幾週，更在培養長久
的動力、一輩子維持健康與活力，想要有如此的成果，就必須讓健走

計畫保有挑戰性，並且透過升級計畫持續「向前邁進」。

假設你的願景是保持驚人的活力與能量，成為孫子的榜樣，而你的一年期目標是參加健走半馬拉松，為你認同的慈善團體募款，但目前為止，你最長的健走紀錄就只有30分鐘，那麼你的每週計畫會需要定期升級，才能有效幫助你一一達成目標。

以下這條公式可以幫助你安全、有效率地提升體能與耐力：

- 每週最多可增加10%的健走時間。
- 每週可為你的健走計畫進行2次（不可超過）升級，而升級項目包含：
  - 增加健走時間或距離
  - 改在山坡或較困難的地形練習
  - 提升健走速度和/或步頻
  - 增加每週健走的次數

請注意：升級計畫必須考量身體可負荷的程度，因此一定要善用身體感知，並自問每次的升級計畫是否恰當。用一年時間準備參加健走半馬，也許還算是可行的計畫，但千萬不要在毫無基礎的情況下，嘗試用3-6個月的時間征服21公里的健走半馬，除非你有足夠的體能調節能力可以應付如此嚴苛的計畫。

當你過度練習，可能會因為受傷、感到痛苦或是過於疲勞，而漸漸失去健走的動力。事實上，「向前邁進」這個步驟是一場持久賽，你的計畫必須持續一輩子，並且成為你生活的方式，因此一旦你要求過高、過於躁進或是設定不合理的目標，持續執行計畫的過程就會受阻。

為了「向前邁進」、朝向一生健康有活力的目標以及個人的願景，你必須為健走計畫建立穩定的節奏，如此一來，你的計畫就會像四季遞嬗，規律隨著時間做出相應的變化。

請記得我在這一章開頭引用《易經》的那段話：「萬事唯有透過長期不懈的努力與縝密思考，才得以逐漸邁向恆久。」你的計畫是豐富或是貧乏，全都操之在你，要追求一時的效果或一生的健康，選擇權就在你手上。

第8章

登山健行
歡迎加入越野健走

沒有任何方式比散步更適合感受鄉村之美。

美好的景色就如美妙的樂曲 ——

必須以正確的節奏去體會，即使騎著腳踏車都嫌太快。

—— 莫瑞爾[*]，《歐洲之家》(*The House of Europe*)

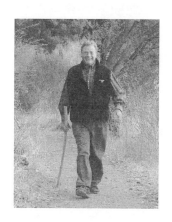

最近我會前往住家附近的山區健行，這一帶的海拔高度約762公尺，從山腳到山頂的路程約9.6公里。剛從起點出發時，我全身都像凍僵一般，當時天空一片陰暗，冬季籠罩大地，處處寒風刺骨。一開始我暗自想著：實在不太想花上一整天在這種濕漉漉的天氣登山。不過只要往上走，身體遲早會變暖和，到時候濕冷的天氣就不會

---

[*] 莫瑞爾（Paul Scott Mowrer），美國著名記者，曾獲得普立茲新聞獎，也曾受封新罕布夏州（New Hampshire）桂冠詩人。

如此難以忍受，所以我繼續奮力往前走。

　　大約45分鐘後，我登上約305公尺的高度，這時我發現雲層中有個小洞，心情也頓時變得雀躍。隨著我越爬越高，雲層也越來越稀薄，可以清楚看見藍天，過沒多久，我發現自己已經沐浴在耀眼的陽光下，太陽照耀著我剛才穿過的雲層頂部。抬頭向上看，天空萬里無雲，天氣十分宜人，往下看則是一片雲海圍繞著山谷，峰頂如小島般時不時從雲海中冒出，這一幕簡直就是「國家地理頻道」中才會出現的美景。接下來的半小時，我使盡力氣登上山頂，在山上享受寧靜的片刻，在欣賞壯麗景色的同時，感受能量因為運動在體內順暢流動。接著我開始走下山，返回地面的世界，當然半途中我再次走進雲霧層，全身又冷得幾乎無法動彈，直到回到車內取暖。

　　回想這次的健行體驗，我再一次明白為何自己如此熱愛健行。我曾在許多地方讀到，健行的定義就是「在人行道以外的地點健走」，一旦你遠離馬路或人行道並踏上真正的土地，立刻就能感受到雙腳下大自然的觸感。土地並不是完全平坦、沒有凹凸或筆直的平面，而健行的樂趣就在於漫步於大自然時，無法預知自己會遇上什麼狀況。你可能在早上經過乾燥的河岸，下午同一地點河水卻已經漲到膝蓋高度，必須涉水而過。我曾多次登上科羅拉多洛磯山脈，也曾在一個下午之內，體驗到宛如四季的天氣變化，因此坐在電腦前連續好幾個小時之後，我會選擇外出健行讓靈魂再次甦醒，而健行也可以讓我的心胸瞬間變得開闊。

　　我也喜歡把健行想成觀景健身法，這對於心靈和雙眼都是一場饗宴，而在大自然中健走可以鍛鍊反射神經、使頭腦清醒，更可以培養順應且適應各種情勢的能力。健行如同一堂堂的感知課程，並且涵蓋

各種層面，透過練習健行，你可以更靈敏察覺周遭狀況與自身內心狀態，例如在觀察天氣與地景細微變化的同時，聆聽源自身體的無聲智慧。

健行就是集你所練習的一切於大成：健走技巧、明智判斷、詳細規劃、心態調整，以及透過專注與放鬆以保存能量的能力。

並非所有熱愛健走的人都喜歡健行，但所有熱愛健行的人一定也喜歡健走，因此大部分的健走基本專注要點都可以應用於健行。然而由於健行的地點地形多變、坡度陡峭，可能需要額外負重，加上面對大自然的挑戰，你必須準備更多工具並且具備更豐富的知識。在這一章我們會說明如何以安全、健康的方式在大自然中運動，本章的概要如下：

- 覺知五步驟
- 為健行做準備
- 服裝選擇
- 針對登山的氣功健走技巧
- 補充能量
- 補充水分
- 負重
- 寒冷與炎熱的健行環境

覺知五步驟

不論你是健行新手，或是經驗豐富但想要精進技巧的健行老手，

覺知五步驟都是有助於你順利上路的好方法，以下是將五步驟應用於健行的方式：

對直身心

　　首先你必須付出更多努力，讓身心都達到可以健行的水準，畢竟對大多數人而言，健行可不是只有踏出家門那麼簡單，而是需要事先思考與規劃。健行之前我們必須培養一種特殊的態度，一種強而有力的意念，並且先與其連結，踏進大自然之後，這股意念可以幫助我們與大自然的節奏以及周遭的寧靜連成一線。試著感受延長、強韌又直挺的脊椎與深層的腹式呼吸相互配合，如此一來你就會發現，自己可以輕鬆融入周遭美好的一切並與之連結。

運用核心

　　在健行過程中，你必須比平時運用更多核心力量，才能應付更嚴峻的地形以及可能的額外負重，在健行時維持骨盆水平，有助於舒緩下背部的壓力，同時讓步伐保持穩定、集中。

　　此外，透過運用核心力量，我們可以更深刻感受自己，你的身體核心每一次使力，就是再次深層探索自己。在大自然中健行是一段美好的體驗，可以清楚感受到自己與廣大的自然相互連結。

建立平衡

　　你必須具備更充分的實力，才能在健行過程中保持動作的穩定集中，岩石、樹根、渡溪以及狹窄的山路，都是對雙腳反應力與平衡感的考驗，因此健行是培養良好平衡感與自信心的好方法，這些都是你

將來面對任何困境時可以運用的特質。

　　當然你也得在健行計畫中建立平衡。如果你喜歡定期挑戰長途健行，一定要設計一套平衡的計畫，也就是透過安排每週健行，將身體鍛鍊至足以應付長途挑戰。如果你沒有按部就班，很有可能會過度使用耐力與強度都不足的肌肉，甚至可能讓你的整套健身計畫失衡。

　　健行過程中還有另一種我們能從中學習的平衡，那就是大自然完美的平衡狀態。在大自然中健走時，你會有機會仔細了解大自然的一切是如何巧妙融合，並以平衡的方式運作。透過觀察大自然中比比皆是的和諧狀態，你會深入思考並發現自己生活中最失衡的層面，當你有時間與空間仔細感受自我、聆聽自己的想法，眼前浮出的事實肯定會令你大吃一驚。我最喜歡在健行時思考自己的人生，同時也思考如何更平衡、更明智的度過這一生。

做出選擇

　　在健行的過程中，你所做的每一個決定都會比平時更重要、影響層面也更廣。我曾多次選擇了錯誤的道路和山間小徑，導致我大幅偏離原本的路線，這些經驗讓我清楚了解到做出明智的抉擇有多麼重要。舉例來說，有一次我為了抄捷徑而爬上峭壁，結果到了半途不論是要繼續向上或是回頭往下都一樣嚇人，儘管我最後安然無恙，卻也發現自己攀上山壁的決定實在太過莽撞與自私，因為當時我身邊還有其他同伴，而我的決定竟讓他們也暴露在危險之中。

　　另一方面，你也可以做出很多很棒的決定：你希望沿途看見哪些景色？想沿著湖岸漫步多久？又想登上哪一座峰頂？在大自然中健行時，我很樂於體驗這種美好的自由，可以做出屬於我自己的決定，並

且從中學習，而其中的訣竅就是先了解自己的需求，同時將外在情況納入考量，再做出決定 —— 事前精打細算總比事後筋疲力盡來得好。

邁步向前

健行的重點在於踏出家門、走進大自然，並且在過程中穩定而持久地向前走，無論是30分鐘的健行或一整天的長途跋涉，都是相同的道理。一旦你選好目的地，最後「一步」就是踏出第一步！動一動、走到戶外、盡情享受健行的挑戰與美好，你會很驚訝的發現，其中竟然有如此豐富的珍寶等著你去發掘，當然這包含了內在與外在層面。

為健行做準備

開始健行前的首要之務，就是鍛鍊身體直到足以應付你所選擇的健行路線。當然，在健身計畫中的任一階段，你都可以選擇在地勢平坦且起伏不大的路線練習距離較短的大自然健行。然而當你想要挑戰距離更長、地形更嚴峻的健行，就必須遵守漸進原則，一步步鍛鍊體能以面對更困難、需要更多耐力的挑戰。許多人因為對自己的要求太多、太嚴苛，最後反而失去了對健行的熱情。

準備健行時，你也必須確認自己備有健行過程中所需的物品，健走與健行的差異之一，就是攜帶物品的數量，而你要攜帶的物品數量，會與你外出的時間長度成正比。短距離健行的必需品數量可能和平常健走時沒什麼不同：一瓶水、一頂帽子和一件夾克，但費時4小時的健行就需要更多規劃，也很可能需要用背包攜帶所有必需品。在健行過程中，你必須拋下不少便利的設施，例如可蔽雨的屋頂、洗手

間，還有星巴克。所以我整理出一份簡易的檢查清單，幫助你在遠離人行道前做好準備。

簡易檢查清單

待辦事項

- 規劃路線
- 確認當地天氣狀況
- 穿著合適衣物
- 如果你是獨自健行，記得告知親友你的行程規劃以及預計返家的時間
- 開始健行至少1小時前，先吃1份簡單的餐點
- 健行前1天補充足夠水分，出發前再喝360毫升的水

攜帶物品（取決於健行時間）

- 背包或腰包
- 防曬乳、護唇膏
- 多層次衣物
- 防風夾克（最好可防水）、背心或是輕便雨衣
- 水壺
- 電解質補給品（膠囊或沖泡粉）
- 能量補給品（食物、零食、能量棒、果膠、運動飲料沖泡粉等等）
- 小刀（我個人偏好附有鑷子的瑞士刀）
- 帽子（禦寒或遮陽用）或頭巾

- 地圖（如有需要）
- 充好電的手機電池（但手機保持關機，緊急情況才使用）
- 性能良好的登山鞋或登山靴
- OK繃
- 厚底排汗襪以及備用的乾燥襪子（用密封袋包裝）
- 萬用膠帶（我已經數不清用了多少次）

了解目的地

　　走到戶外之前，務必先熟悉健行的場地，如果你想嘗試新的練習地點，請先研究該區的地圖、仔細檢視地勢，讓自己的準備更充分，足以面對任何可能的狀況。

　　我真心建議熱愛長距離健行的人要學會如何讀懂美國地質調查局的地形圖。這些圖表大致上都十分精準，你可以從中了解一個區域的所有重要資訊，還可以透過精美的美國地質調查局網站，查看幾乎全國所有地區的衛星空照圖，這些空照圖有放大檢視的功能，可以呈現當地地形的獨特細節，甚至能清楚看到一棵棵樹木！網站上也提供用空照圖或地形圖檢視同一地點的功能，你可以先大致瀏覽想前往健行的區域，再下載目的地的地圖，這項工具真的又酷又方便（http://terraserver-usa.com/）。

確認天氣狀況

　　在許多地區，晴朗的天氣可能會瞬間變調，而濕冷的天氣則往往一下子轉為炎熱的大晴天，在毫無準備的狀況下，這兩種情形其實都很危險。當然，確認天氣最快速的方法就是上網查。

攜帶必需品

　　規劃健行的最佳策略，就是在腦中想像健行的過程，並且思考健行時需要的所有物品，如果你很熟悉目的地，也曾經在相同地點健行，只要依之前經驗的計劃與打包即可。你可以參考前述的確認清單或是自行列出的必需品清單，打包所有你認為自己需要、也願意攜帶的物品。

　　務必事先規劃健行當天的補給品與能量消耗狀況，思考自己計畫中的健行有哪些特點？出發時是否多為上坡，回程則是下坡？或是你會先下坡，健行後半段才需爬坡？這類看似細微的差異，可是會大幅影響你需要攜帶的物品。

<h1 style="text-align:center">服裝選擇</h1>

　　健行服裝應該要寬鬆且舒適，輕盈的尼龍或聚酯纖維衣物乾燥速度快，即使濕透了也不會變重，這類布料不易鉤破，可以壓縮體積收納在背包內。我的個性可能比較老派，偏好穿著輕盈的棉質衣物，即使棉布就很多方面而言都不太實用：無法排除身體的濕氣、乾燥速度慢、濕透時會變重，棉質衣物也容易沾上有尖刺的種子，體積無法壓縮變小以便收納，不過棉質的好處就是觸感一點也不像塑膠。

　　對許多人而言，多層次穿搭是最有效的戶外穿著方式，在穿著多層衣物的情況下，你可以隨時調節身體溫度，避免體溫過高或過低。以下的說明可以幫助你迅速掌握多層次穿搭的要領：打包衣物時，記得4W口訣：排汗（wicking）、保暖（warm）、防風（windproof）以及

防水（waterproof），在健行過程中，你最好攜帶一件以上這類衣物，
下列是四類衣物的詳細介紹：

- 排汗衣物可以排出皮膚上的濕氣，使身體保持乾燥且較不易擦
  傷，天氣較冷時，如果你想要保暖就必須先保持乾燥。這類衣
  物通常材質偏薄且合身，你可以選擇聚酯纖維衣物，優點是排
  汗功能佳且乾得快，但如果你不喜歡塑膠的觸感，也可以選擇
  蠶絲（我的選擇）衣物，性能一樣好，又是天然材質。
- 保暖衣物通常很輕盈，特定的編織方式使布料能夠集存大量空
  氣，適合穿著在排汗衣物外作為隔熱層。大多數的聚酯纖維與
  羊毛混紡衣物的保暖效果都很好，同時具有排汗功能，此外純
  羊毛衣物的保暖效果也很好，但重量較重。
- 防風衣物通常輕而薄，只需要一層就可以發揮防風功能。現在市
  面上有販售超細纖維汗衫與夾克，觸感類似舒服柔軟的滑順布
  料，防風效果非常優秀，透氣度也足以順利排出部分蒸發氣體。
- 防水衣物在雨天非常實用，但所有標示「防水」的防雨衣物都
  有一個缺點：不透氣。這表示當你穿著防水衣物，濕氣是無法
  從身體排出的，所以如果你穿著防雨夾克健行，很快就會滿身
  是汗。以我的經驗而言，穿著防雨衣物健行，最後衣服內還是
  會和沒防雨一樣濕透。不過，防雨衣物確實有保暖和擋風的效
  果，我通常會選擇穿著標示「防潑水」或「抗水」*的夾克，兼
  顧一定程度的防水功能與透氣程度，但要是遇上傾盆大雨就無
  計可施了。如果想追求更良好的透氣功能，現在許多高級夾克
  可以多種方式達到通風效果，例如背部採透氣設計，腋下也額

---

* 防水（waterproof）指的是在任何情況下皆可以100%避免浸濕；抗水（water-resistent）指的
是在一定時間或水量內具有完全防水功能；防潑水（water-repellent）則是指可以在短時間內
防止少量水浸濕。

外附有拉鍊等，不一定要拉開前側的拉鍊就可排出多餘的熱氣
與濕氣。

　　學會有效多層次穿搭的最佳方法就是實驗。你是最了解自己身體
的人，所以一定要在「健行衣櫃」中準備以上四種衣物，並且嘗試搭
配出最符合你健行需求的穿法。為健行打包時，一定要事先思考，而
且只攜帶一定會用到的物品，每個人對於健行的舒適程度要求不同，
因此在衣著的選擇上，只要避免像斯巴達訓練一樣太少或是過度準備
即可，另外務必要確認健行地點的天氣狀況，再依天氣打包。

預留一份「行程規畫」

　　如果你打算獨自健行，一定要詳細寫下你的健行計畫以及預計返
家時間，接著將這些資料交給朋友，或是在健行開始前，將計畫夾在
車子的擋風玻璃上，這個步驟可能會救你一命。

保持聯絡

　　打包清單中的大多數物品都不需要多加解釋，但我必須強調帶手
機的重要性，有些人可能會不甘願，不過沒有什麼比安全更重要。儘
管有時候山區沒有訊號，但很多新一代的手機都會配備GPS信號，當
你收不到訊號時就可以開啟功能，記得先查看說明書確認手機是否有
這項功能。手機一定要充飽電，非緊急狀況不要開機，當然所謂的緊
急狀況並不包含回家的路上先打電話叫中國餐廳外賣這類的事。

其他注意事項

　　萬用膠帶！沒錯，就是你我都很熟悉的萬用膠帶，這件現代人類社會中的驚人奇蹟很適合在長途健行時隨身攜帶，體積不大卻非常實用。可用於預防水皰、補救故障的拉鍊，甚至當水壺出乎意料開始漏水時，萬用膠帶都能幫上大忙，用於避免擦傷的效果也很好。

　　撕開一捆萬用膠帶，丟掉原本的軸心，然後將膠帶捆在一小段鉛筆上以節省空間。如果你的雙腳開始有「灼熱點」，立刻將一些膠帶黏在腳上，許多超馬選手和越野選手都認為這個方法很管用。如果沒效，你可以隨時選用以前習慣的備用品，像是OK繃或魔術貼布，我也建議你攜帶這些物品，但萬用膠帶更持久且用途更廣。

針對登山的氣功健走技巧

- **對直身體並運用核心。** 和平時的健走相比，你很可能會在健行時攜帶更多物品，因此必須進行的第一項調整就是姿勢。負重行走時，一定要注意背包的重量必須盡可能由腿部支撐，而不是全部落在背部。這表示你必須運用核心肌群穩定骨盆與脊椎，也就是要維持骨盆水平以及背部平坦，這個動作也可以幫助你前傾上半身、保持在雙腳前方。

- **朝著山坡方向前傾。** 千萬不要因為山坡的坡度而只用腳跟支撐身體，如果只用腳跟支撐，上坡時你的重心就會落在後方，導致你必須用腿後側肌把自己向上拉動。維持骨盆水平並朝山坡方向前傾，可以確保踏出每一步時，你的身體都維持在雙腳前

方，同時你會將身體向上坡推進，而不是拉動。最正確的前傾
方式是由腳踝開始，而不是從腰部（這會導致下背部緊繃），如
果你在健行時保持骨盆水平，就不會有上述的問題，因為骨盆
呈現水平時，你就無法從腰部前彎（圖59a、59b）。不妨嘗試下
列的實驗：

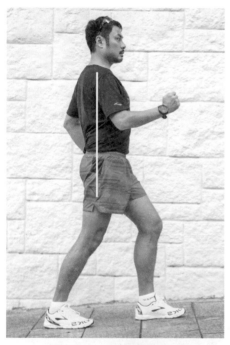
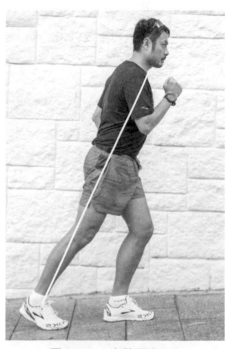

圖59a——姿勢不正確：
行走時上半身過於垂直

圖59b——姿勢正確：
從腳踝開始前傾

- 直挺站立，呈現最佳站姿。
- 骨盆朝下前傾，這個動作會讓核心肌群無法使力，並且讓骨盆

更加向前傾斜，也就是醫學上所謂的「凹背」。

- 現在，從腰部開始彎曲身體，上半身應該可以輕鬆前彎。

- 再次回到直挺的最佳站姿，但這次要運用下腹肌讓骨盆呈現並維持水平。

- 接著，如果你嘗試從腰部開始前彎，會發現只要骨盆維持水平就無法順利彎腰，以這種方式持續運用核心肌群，就可以提供腿部更多動力。

- 保持腳跟向下。除非你要登上的山坡非常陡峭，甚至必須用雙手

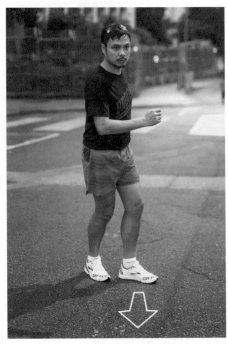 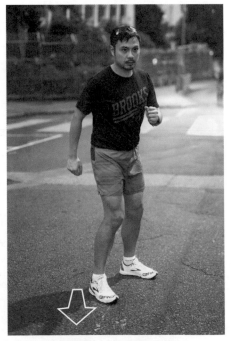

圖60a——橫向跨步：第1步　　　　圖60b——第2步
左腳向前　　　　　　　　　右腳往上坡跨一小步

攀爬，否則腳跟一定要持續向下踩。當地形太過陡峭，導致你必須用腳趾支撐自己時，試著側身以橫向跨步的方式向上走。（圖60a-60d）當你的雙腳是側向朝著山坡，腳踝的角度會變大，阿基里斯腱也能夠放鬆。保持腳跟著地有助於大幅降低小腿的負擔，也可以降低小腿肌拉傷或脛前疼痛的機率。

● **保持雙手自由活動。** 在健行過程中，你需要雙手協助維持平衡，並在你絆倒或滑倒時扶自己一把。健行地點較崎嶇時，我會戴上自行車手套，也就是手掌部分墊厚、網眼布半指設計的款

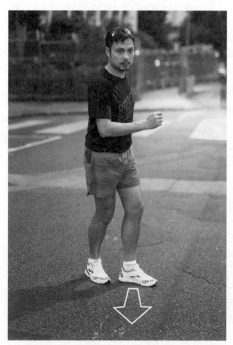

圖60c——第3步
左腳向前

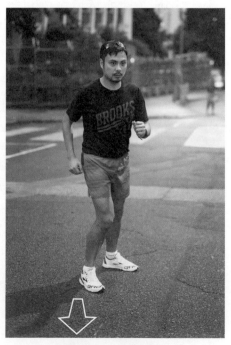

圖60d——第4步
右腳往上坡跨一小步

式，即使戴著手套，手指還是能自由活動，而手掌部分以加墊皮革包覆，不小心跌倒時可發揮保護作用。

● **維持舒適、穩定的配速**。盡量不要常常停下腳步。柯林・佛萊契（Colin Fletcher）在著作《全方位健走》（*The Complete Walker IV*）中曾提到：「……在健走這類體能活動中，最重要的一項元素就是節奏。」然而這不代表你必須一直以相同的節奏健走，這句話指的是健走時要有不中斷的節奏感。有時受到地形影響，你可能必須提高步頻或是縮小步幅，但只要維持一股連續的律動，你的雙腿就不需經常暫停，還能夠走完更長的距離。健行剛開始時先保持緩慢的速度，再調整至最適合你的步伐與節奏，通常我只要想像自己即將連續走24小時，就能維持在非常有效率且舒適的配速。

● **配合呼吸與步伐**。在健行時我大多會選擇吐氣時走2步、吸氣時走1步，而你應該要嘗試各種呼吸頻率，找到感覺最輕鬆、不會讓你喘不過氣的呼吸節奏。2:1的節奏很適合我，是因為每次吐氣時我都會剛好換腳，然而如果我選用2:2的呼吸頻率，每次吐氣時都會踏出同一腿，可能會導致行走時步伐不對稱。這個原因聽起來或許有點吹毛求疵，但為了追求效率，絕不能放過任何一個改善的機會，事實上，維持2:1的節奏會讓你的走路姿勢帶有一點華爾滋的風味，以這種方式穿越森林不是很美妙嗎？

你應該要嘗試各種呼吸頻率，並且根據費力程度調整呼吸，由於每個人的調節能力與追求效率的程度不同，適合的呼吸頻率也不盡相同。當行走速度加快或需要上坡，呼吸也必須加快，提供雙腿更多氧氣。如果健行地點位在高海拔處，行走時運用

腹式呼吸會很有幫助，可以讓更大量的空氣進入肺部，進而在你登高的過程中提升血氧濃度（見頁72腹式呼吸的說明）。

有些人習慣在呼吸加快時挺直身體，而運動時呼吸變快是非常正常的現象，這也正是你該運動的原因！剛開始培養健走習慣時，你的呼吸頻率可能會偏快，因為你的有氧調節能力稍嫌不足，不過別擔心，持續健走一個月後，你的呼吸就會更加順暢，因為改善有氧能力的關鍵並不在於提升健走速度，而在於延長健走時間。

對我來說，配合呼吸與步伐可以使健行具有冥想的效果，而觀察自己的呼吸狀況也十分有助於保持專注，避免我在大自然時過度使用大腦（見第5章的〈冥想健走〉）。

- **上坡時縮小步伐。** 一旦你發現腳下的坡度開始增加，試著隨之縮小步伐。讓步伐自然縮小最容易的方式就是放鬆雙腿，避免每次跨步時腿部像平時一樣大幅向後擺動。

- **增加手臂擺動幅度。** 面對越來越陡峭的坡度時，除了縮小步伐之外，我建議你同時增加手臂擺動的力道，這個動作的目的是減輕雙腿負擔，透過更大幅的手臂擺動，讓上半身分擔更多工作量。手臂彎曲成90度，並隨著每一步向前擺動，手臂擺動的準備動作是將雙手擺在髖部兩側，擺動結束時手部應該會在下巴附近，放心的大力擺動即可，登山健行也可以是很有效的上半身鍛鍊！

克服陡峭上坡

很多人不太敢挑戰登上陡峭的地形，並且抱怨這實在太費力，

不過，我現在要一舉消除這些擔憂。我認為在陡峭山坡與平坦地形上健行，兩者之間的難易度相差無幾，前提是你必須學會如何使用「排檔」。

- **運用排檔。** 開車爬上陡坡時該怎麼做？拉低檔位對吧？使用低檔位的目的是避免引擎將車子推或拉上坡時耗費過多能量，因此將身體帶上陡坡最簡單的方法，就是遵循和開車相同的物理原理：轉換為較小、較快的步伐，就像開車時拉低檔位一樣。步伐較小意味著踏出每一步時，身體垂直抬高的高度會縮短，爬坡的步伐也就不會讓人覺得這麼累。

- **增加手臂擺動幅度。** 當你的步幅因為坡度變陡峭而縮減，手臂擺動的幅度就必須隨之增加，請參考前頁關於手臂擺動的說明。

- **放慢速度。** 面對陡坡，你的速度自然會變慢一些，不過應該沒有人會想匆促爬上坡吧？至少我就不想。自然縮小步伐最簡單的方式就是放鬆雙腿，避免每次跨步時腿部像平時一樣大幅向後擺動。更重要的是，每次上坡時一定要試著避免雙腿太過用力，因為這時身體會消耗最多能量，如果你的健行路線包含長距離上坡，應該要事先規劃策略，並且在過程中維持比平常小的步伐，同時也要盡可能放鬆，確保登上山頂後雙腿仍然保有一些能量，畢竟回程下坡時還是需要能量。

- **快速挺直膝蓋。** 以下再提供另一項有助於征服陡坡的訣竅：我在為萊德維爾 100 英哩（約160.9公里）耐力賽進行訓練時，發現了這個很有效率的爬陡坡方法，後來實際比賽時的登山路段長約40.2公里，所以我的新發現簡直是疲累雙腿的救命仙丹。

我在練習過程中發現，如果上坡時步伐落在身體前方，我會過度依賴腿後側肌將身體拉上坡，然而當我維持很小的步伐，讓雙腳往上踏步時落在重心正下方，我只需要一步接一步挺直膝蓋，就能輕鬆上坡。這個方法不需要用到太多肌肉挺直腿部，而且能讓登上陡坡變得易如反掌。

克服陡峭下坡

要在健行時順利走下坡，同時避免股四頭肌受到衝擊或膝蓋受傷，確實要很有本事，其中的秘訣就是學習如何**降低來自地面的衝擊力**。每當你面對陡峭的下坡，一定要牢記上述的秘訣，即使是最優秀的登山客，也可能因為大力踏向急遽的下坡、承受突如其來的撞擊，導致雙腿受到嚴重傷害。以下幾種作法有助於緩和下坡的衝擊力，即使是難度最高的下坡，你也能輕鬆以對：

- **縮小步伐**。適用於陡峭上坡的法則也可以應用於陡峭下坡，當步伐縮小，每次跨步帶動身體的速度會隨之降低，因此足部著地時產生的力道自然也會減少，有效減輕對膝蓋與股四頭肌的衝擊。此外，提起足部並跨出較小、較快的步伐，讓重量由腳跟漸漸轉移至腳趾，可以更有效抵銷衝擊力。

- **骨盆維持水平**。面對陡峭下坡時，需要特別注意的另一個身體部位就是下背部。每當身體重心落至地面，脊椎多處會受到擠壓，對於有下背部或脊椎問題的人而言，奮力走下陡坡實在令人不敢貿然嘗試。不過以下的方法可以有效避免你在走下陡坡時擠壓任何一節脊椎：維持骨盆水平，就像之前進行的姿勢練

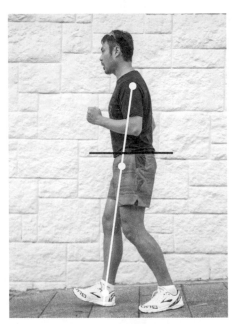 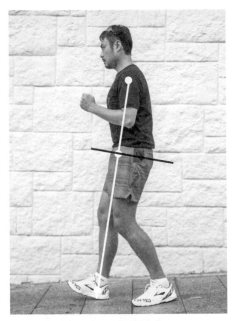

圖61a── 姿勢不正確：
骨盆未維持水平，因此壓力落在下背部

圖61b── 姿勢正確：
骨盆維持水平，尾骨朝下坡方向下沉

習一樣，用下腹肌上提恥骨的同時，下背部會呈現平坦狀態，
讓脊椎下半部的椎間盤之間有更多空間。請注意，我所謂的
「骨盆維持水平」，指的是骨盆相對於中柱呈現水平，而非相對
於地平線。例如圖61a中，我腰部的橫線雖然和地平線呈平行，
但和中柱的直線並未垂直；而在圖61b中，腰部橫線雖然相對於
地平線呈傾斜，但與中柱線呈直角相交，這才是我所謂的「骨
盆維持水平」。（圖61a、61b）

嘗試以下練習

1. 站在陡坡的頂部，腳尖朝前、膝蓋微彎，呈站樁姿勢。

2. 尾骨朝腳跟方向下沉，這麼做可以使骨盆呈現水平、下腹肌用力。想像有條隱形的線連接尾骨和腳跟，同時假裝自己坐在隱形的單腳凳上，如果你放軟膝蓋並輕輕上下彈跳，應該會感覺到壓力落在腳跟上，保持姿勢垂直，身體維持在腳踝正上方。

3. 輕輕提起膝蓋在原地走路。

4. 接著開始走下山坡，每一步都要提起膝蓋，著地時重心落在腳跟，如果你的姿勢正確，應該會感覺像搭著電扶梯下坡一樣。

5. 若想要加快走下坡的速度，只要加速提起膝蓋、保持較小的步伐即可。

- **注意地面。** 在陡坡上滑倒大概是最令人擔憂的狀況了，一塊塊鬆脫的土石會讓健行的下坡階段變成惡夢一場，而站穩腳步最有效的方法，就是謹慎挑選雙腳的落地處。

  我知道你在想什麼：「一步一步之間哪有那麼多時間可思考。」沒錯，我們是沒有時間慢慢思考，但只要稍加練習，你就能輕鬆學會這項必要技能。以下幾個訣竅可以幫助你更快、更輕易做出正確決定，避免在下坡時打滑。

1. 鎖定小徑邊緣的雜草或植物。在多數情況下，地面長草的摩擦力比泥地更好，因此如果有需要，盡量落腳在長草的路徑上。

2. 鎖定裸露的岩石。當岩石有一半以上深埋在土裡，即使你一腳踩上，岩石也不會晃動，只要你的鞋底具備應有的摩擦力，腳踩在穩固的石頭上就不會打滑。我習慣持續尋找山路旁邊的小

型岩石,因為只要我的鞋底有任一部分接觸到穩固的石頭,滑倒的機率便會大幅降低。

3. 如果你在健行的下坡階段進入一段非常狹窄的V型溝,可以試著張開雙腿分別落腳在溝的兩側,增加足夠的交叉壓力,讓雙腳固定在路徑上並避免打滑。

4. 務必持續觀察前方狀況。特別注意眼前山路上的平坦處,萬一你的下坡速度失控,平坦路面可能會導致你「脫軌」。如果山路特別陡峭難行,我會把路程分為幾個階段,然後在每個階段的終點稍做暫停,並計劃下個階段的步行方法,這時絕對不能趕時間。

5. 如果陡峭的下坡山路兩側長滿植物,我經常會抓住垂下的樹枝或矮小灌木,在經過這些植物時放慢自己的速度。

6. 如果以上方法都沒用,你還是可以運用橫向跨步的方式走下陡坡。

　　如果你對陡峭的下坡一無所知,健行的下坡階段當然會讓你心驚膽跳,練習上述方法的次數越多,你因為急遽下坡而失足的機率就越低。

補充能量

　　這項主題本身圍繞著非常多誤解,也充斥著各種相關資訊,很難判斷哪些內容可以相信,因此我整理出幾項實用的原則及其說明,以下是正確補充能量的幾項原則:

1. 隨身攜帶輕便、好消化的簡單碳水化合物食物。當你的血糖偏低，會需要能夠立刻進入血液的速效食物，水果就是很好的簡單碳水化合物來源，而能量棒含有一些複雜碳水化合物，所以需要的消化時間較長。

2. 如果你正在計劃一次長程、費力的一日健行，不妨仿效優秀運動員在大型比賽前的作法：攝取大量碳水化合物。我在準備超長距離賽事時，會在賽前6天開始採取比賽飲食法，也就是前3天吃高蛋白質餐，後3天則改為高碳水化合物餐。

3. 健走時最好不要進食，要先暫停並慢慢進食、確實咀嚼，食物才能更快速進入血液。

4. 針對清晨2小時以內的健行，空腹是個不錯的選擇，有助於刺激食慾，健行結束後，你就可以用健康美味的餐點犒賞自己。然而一定要盡量避免在運動後用糖果、汽水和速食補充能量，健行後的飲食非常重要，也可以成為你健行儀式中良好的一環。

5. 如果健行時間超過2小時，在出發至少1小時前，一定要吃1份健康、含碳水化合物的早餐。但健行前要避免攝取高蛋白質的食物，例如雞蛋和肉類，因為這類食物較難以消化，會導致你在健行過程中感到行動遲緩。健行結束後，你就可以享用美味的蛋白質－碳水化合物午餐或晚餐，這類餐點有助於重建肌肉組織並補充肝醣貯存量。

補充水分

在健行或其他運動前後以及過程中，飲水的重要性即使強調再多

次也不夠，人體約有50%-65%是由水分組成，當體內的水分不在這個範圍內，就會影響人體的運作。健行時飲水的主要目的，是補充流汗所失去的水分，而汗水的蒸發過程有助於人體在運動時維持較低的溫度。

　　健行時最需要注意的重大問題就是脫水，你的健行品質絕對會因此大幅下滑，流汗時身體流失的物質不只有水分，還有人體系統中珍貴的鹽分（電解質）以及礦物質。電解質是肌肉細胞正常運作的關鍵，如果你的身體系統因為流汗失去過多電解質，會導致肌肉組織內的電解質失衡，最終引發抽筋，這可不是開玩笑。所以健行過程中不只需要飲用大量的水，也必須補充含有電解質的水分。目前市面上有許多電解質補充飲品（運動飲料），研究這些飲料的成份並確認是否有正確效果，絕對是值得你投入的準備工作，畢竟許多運動飲料含有高糖分，大量飲用可能會破壞胃部的酸平衡。我個人的原則是，避免身體攝取任何不是直接由天然物質組成的化學成份，鉀、鈉、鈣是我習慣攝取的3種電解質，所以我選擇使用電解質補充錠，在運動過程中每小時服用1錠，另外我會盡量避免喝成份標示得像化學期末考的運動飲料。

　　快速健行時，一個人每小時最多可能會排出480毫升的汗水，必須定時補充水分才能避免脫水。一般人如果每天消耗的熱量是2,000卡，每日應該要飲用1.9-2.8公升的水，不過你可以依自身需求調整飲水量，如果你認為自己每天燃燒的卡路里較多，每增加1千卡的消耗量，就大約要多喝1公升的水。水扮演非常多重要角色，不僅有助於排出肌肉的代謝廢物，也是將肌肉中肝醣轉換為能量的要素之一，當然水也是汗水的主要成份，可以幫助人體在運動時降低體溫。

負重

由於本章的重點在於健行技巧，我打算在此行使作者的權力，將健行的範圍限縮在可以一天內完成的戶外活動。如果你需要過夜指南，就必須尋求柯林·佛萊契的協助了，他是長程背包旅行規劃、裝備以及各種相關層面的專家。

一日健行可能需要的所有物品，應該不會超出一日背包的容量，所以估算負重重量時，我設想一日旅行的背包最重也只會有6.8-9公斤，除非你是貪心的終極蒐集狂。

評估健行的負重重量時，先以體能可以負荷為原則。

* 背著背包時，背包的位置應該會很接近脊椎，如果讓背包的重心靠近身體重心，就能減輕腿部與背部肌肉的負擔。
* 隨時提醒自己維持骨盆水平，這個動作可以保持姿勢對直，並且讓骨骼結構負責支撐身體重量，而不是由肌肉負擔。
* 負重健走時步伐要小，較大的步伐會導致步頻變慢，強迫雙腿更長時間負擔重量，你也會因此更快感到疲勞。
* 維持背包內容物的平衡，讓較重的物品靠近身體中線以及脊椎，較輕的物品則平均放置在背包內其他空間。
* 扣緊背包的腰帶，避免背包在你跨步時前後晃動，背包晃動不僅會快速消耗雙腿力量，更可能導致你失去平衡，十分危險。

如果你發現自己需要攜帶的物品非常重，最好投資一款品質優良、附有加墊腰帶的內架式背包，這件奇妙的裝備可以將大部分的重

量從肩膀轉移到髖部，這才是正確負重的方式。

　　如果你和我一樣，偏好只攜帶基本的必需品，選擇任何品質良好、合身的輕量背包即可。要是你打算購買健行用的背包，最好先做足功課，你可以詢問親友的建議，或是在附近的戶外用品店向銷售人員討教一番。挑選好背包最重要的一點就是，務必要確認背包是否舒適合身，當你看中一款背包，先尋找有重量的物品放進背包內，再親自感受背包負重時背起來的感覺是否還是很舒適。接著扣緊腰帶，並左右扭轉身體，確認背包是否會跟著晃動，背包應該要穩固且舒適的接觸身體，但不會限制身體的活動，如果你在購買背包的過程中善用身體感知，就絕對不會出錯。

　　背包應有的其他配備包含收納隔層，可以幫助你快速找到需要的物品，如此一來你就不需要半途暫停翻找整個背包。一款品質優良的背包應有各種獨立的隔層，包括衣物、盥洗用品、食物以及地圖，還有方便拿取的水壺套，背包內的束帶可以有效縮減背包體積，使背包內容物更靠近身體重心，而背包外側可固定外掛物品的綁帶與扣環也很實用。背包的材質一定要是防水尼龍布，材質良好、厚實的底部也很重要，否則背包可能撐不過3個月。以前我會自己縫製健行用的連帽風衣，所以我都會仔細觀察背包的縫製品質，你可以檢查背包內側，確認縫線處是否粗糙不平整，或是有防水貼條且確實密封，即使把背包完全翻面，也應該要看起來和正面一樣精緻，若非如此，就會令人懷疑縫線的耐用程度。背包肩帶的設計應該要偏寬且墊厚，而位在雙肩之間的可調式胸腔綁帶，則可避免背包重量全部壓在肩膀上。

　　儘管一日背包要價不菲，但品質良好的背包絕對值得你投資，而且如果你經常使用，就會了解這款裝備絕對不能省，品質為重！

寒冷與炎熱的健行環境

在健行過程中遇上極端氣溫時，常識可以幫助你成功克服困境，以下我會整理出幾項你我都很熟悉的訣竅，以及一些你尚未發現的秘訣。

寒冷的健行環境

在寒冷環境健行的最大挑戰，就是選擇正確的衣著。理想上，你的穿著應該要讓體溫剛好維持在適當的溫度，也就是不會太熱或太冷。如果你穿得太熱，身體會開始流汗，衣服也會從裡到外濕透，一旦你停下腳步，體溫便會迅速降低。因為身體停止產生額外的熱能，加上你還穿著濕衣服站在原地，這種組合非常糟糕，可能會導致失溫，這也是為何在寒冷環境中健行時調節體溫如此重要。

人體中最能有效調節體溫的兩大部位是頭部與喉嚨，只要針對其一確實保暖，就能有效保存更多熱能，這正是高領衣和羊毛帽問世的原因。

有時羊毛帽可能會令人發癢，所以我會改戴聚酯纖維針織冬帽，或是選擇聚酯纖維與羊毛混紡材質。我甚至看過羊毛帽在接觸額頭的部分加上聚酯纖維帶，這是我心目中最理想的帽子款式，不僅能排出頭部的濕氣，也不會因潮濕失去彈性，而且還十分輕盈，萬一你需要脫下並收起帽子，這種帽子也可以縮小體積收納。

我認為功能最多樣的上衣，是前側有拉鍊且具排汗功能的長袖高領衣，當你覺得太熱，只需拉下衣領部分的拉鍊，讓一點冷空氣接觸頸部即可，你也可以選擇拉起袖子讓身體降溫。

　　另一款我最常用來調節體溫的衣物是尼龍防風背心，高領設計可以在必要時蓋住脖子，而不需要時背心也可以縮小體積收納，防風背心可以穿在毛衣或刷毛夾克內，在各種情況下都能維持身體核心的溫度。

　　若想要在健行時維持適當的體溫，最好選擇多層次穿搭，這部分我在前文已經說明過。

　　在寒冷環境健行時，你也可以透過調整費力程度控制體溫高低，當你覺得身體太冷，不妨稍微加快速度，讓體溫上升。

　　在溫度較低時健行，還得練習另一項技巧，也就是在健走過程中放鬆。當身體處於放鬆狀態，肌肉的血液循環會較順暢，可以提供身體充分的熱度，並且保持身體核心暖和。

炎熱的健行環境

　　在炎熱環境健行時，維持較低的體溫向來是個挑戰，尤其當濕度偏高，降低體溫會更加困難，因為人體是透過蒸發汗水降溫，但在氣候潮濕的狀態下，從皮膚表面蒸發的汗量會減少。不過我認為，在大熱天健行時最需要保持涼爽的身體部位是大腦，即使大腦的溫度僅有些微上升，腦部運作的效率還是會顯著下降，因此每當我在炎熱的天氣外出健行時，一定會記得定時往頭部灑水。另外我也建議你戴上輕盈、透氣的運動帽，白色可以反射熱能，是較理想的選擇，而一頂品質良好、帽沿較寬的草帽也可以有效遮陽，避免背部和肩膀曬傷，還可以維持頭部附近的空氣流通。

　　放慢健行速度能夠減緩出汗，不過最重要的一點是，絕對不要一心想著熱，否則你很快就會熱得筋疲力盡。當然你必須留意高溫，但要以

正面的方式應對，例如設定手錶的倒數計時功能，提醒自己每10分鐘喝一口水，這麼做可以確保你定時攝取適量的水分並補充電解質。此外，當我選在大熱天運動，會每45分鐘服用一粒電解質錠，所以我會設定第二組倒數計時功能提醒自己。同時攝取電解質與糖分，有助於提升人體系統吸收水分的速率，這也是為何許多電解質補充飲品含有部分葡萄糖或果糖。

先前我已經說明過為何我偏好服用電解質錠，而不是隨身攜帶運動飲料，不過我選擇這麼做還有其他原因：

- 電解質錠體積小、方便攜帶。
- 我可以另外攜帶有糖分的食物，使血糖維持在正常範圍內。
- 我幾乎可以隨時找到水源。
- 我無法輕鬆取得電解質補充飲品。假設我在深山中健行，只攜帶自己習慣喝的運動飲料，萬一飲料一滴不剩，我卻還要走16公里才會到達終點時該怎麼辦？這是個值得好好思考的問題，畢竟肌肉抽筋可是一點都不好玩。

我向來把越野健行視為人生的典範，唯有願意冒險追求美景的人，才能享受最美好的景色。無論你喜不喜歡健行，都能享受健走的樂趣，不過如果你很有冒險精神並且熱愛大自然，我強烈建議你嘗試健行，我敢保證，健行一定可以讓你的健走體驗達到另一個層次。

第9章

室內健走與覺知跑步機訓練

只要時間充裕，處處都在步行距離之內。

—— 萊特*

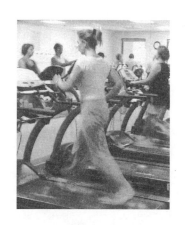

就運動而言，我是個徹底的戶外狂人，我喜歡在健身時呼吸新鮮空氣，並感受周遭寬闊的空間。在大自然中可以獲取的能量，絕對比在任何一棟建築內還多，儘管這是不爭的事實，室內場地也還是有發揮作用的時刻。如果你住在偏北的寒冷氣候帶，冬天可以在室內健走而不必跋涉15公分以上的積雪會是一種解脫；如果你住在內城區，空氣污染和人身安全都是很嚴重的問題，可以自訂時間在室內空間健走，的確會令人安心不少；如果你住在炎熱或潮濕的氣候帶，在有冷氣的環境健走不僅是奢侈，更會讓運動表現有如神助；或者，當你正在出差且行程緊

湊，完全沒有時間去戶外健走，室內場地就是你唯一的選擇。

這一章的主要目的是介紹一些替代方案，讓你可以在不方便或不適合在戶外運動時應用，其實只要夠積極、有創意，就不怕沒有好好健身的機會。

以下是本章所涵蓋的運動替代方案：

- 跑步機健走
- 購物商場健走（抱歉，禁止購物）
- 爬樓梯
- 停車場
- 健身房
- 室內操場
- 機場

跑步機健走

首先我們會從跑步機健走開始說明，因為這是所有室內替代方案中最理想的選擇，運用跑步機練習健走時，運動節奏與律動都不會中斷，是很有效率的方法。然而我必須先聲明，沒有任何一種方法能與戶外健走相比，因為日常生活中的各種挑戰，都會讓健走練習產生更深刻的感受，像是在雪中、雨中健走，或者沿著繁忙的人行道健走，都是既美好又充滿挑戰性的體驗，在此之後你還可以泡個舒服的熱水澡犒賞自己一番，而且完全不會有罪惡感。

面對挑戰對你有益：跨過水窪、繞過小狗、閃過人群，可以有效

鍛鍊外側肌肉，這是跑步機無法達到的效果，戶外健走所培養出的堅毅性格與內在韌性，也是跑步機無法企及的成果。我想強調的是，如果跑步機向來是你運動時的首選，那麼你可能正在限制自己各方面的發展。

　　此外，一定要了解跑步機健走與戶外健走有根本上的差異。當你踏上跑步機，就是在一個移動的平台上健走，而不是固定的地面，所以腳跟會落在一個持續朝身體方向移動的物體上，隨著健走速度變快，腳跟受到的衝擊也會增加。因此在跑步機上健走應該盡量維持有氧配速，若想要加快健走速度，必須避免時間過長，並且仔細聆聽身體，注意是否出現該停止的徵兆。只要遵守以下的簡單步驟，就能確保每次運用跑步機健身的品質良好。

- 開始跑步機健走前的轉換時間，先花幾分鐘練習正確姿勢，如果你在開始運動前先擺好姿勢，過程中就更容易建立起維持良好姿勢的習慣。健走開始之後，首要之務就是確認姿勢是否對直，此時身體會剛好因為先前的練習而記憶猶新。
- 如果你人在健身房，但不太熟悉跑步機的運作，請先向其他人請教基本的操作方式，至少一定要知道如何讓機器停止運轉。如果跑步機有程式控制的功能，你更要盡量熟悉操作方法，才能自由選擇各種訓練，或是設計屬於自己的鍛鍊方法，以求健身計畫的多樣化。
- 先站在跑步機固定的側軌上，再以慢速啟動機器，接著踏上跑步機，用極為緩慢的速度健走，剛開始應該以11-12分鐘走完1公里的速度進行。

- 許多健身房的跑步機都放置在大型牆鏡前方，我發現這種擺設方式會擾亂方向感，因為除了自己的鏡中倒影，眼前並沒有任何物體可以作為焦點。為了解決這項問題，我會在面前的鏡子貼上一張便利貼，高度與雙眼相同，如此一來我就可以將這個靜止物體當作視覺焦點，雖然我的作法聽起來有點怪，但每當我在跑步機上超過20分鐘，這個方法總是能發揮很好的效果。
保持內心專注並鎖定有效的視覺焦點，可以幫助你不分心，健身房裡滿是正在走動、運動以及打量彼此的人群，容易讓你無法集中精神，所以視覺焦點的功能就是無論身旁發生什麼事，都能隨時提醒你回到集中狀態。

- 每家跑步機製造商使用的數字、速度和設定標示都不同，所以一定要理解機器所顯示的數據，以確認自己的健走速度。基本上你真正需要的資訊就只有螢幕上每公里花費的分鐘數。

- 先以緩慢的配速健走，再漸漸加快速度，直到達到目標配速，過程中要聆聽身體的聲音、判斷何時該加速。如果呼吸頻率或心率上升過快，先調低一級速度，並以這個較慢的速度健走數分鐘，直到節奏與配速都已穩定且放鬆。如果你的呼吸頻率和心率一直沒有上升，你就必須更常使用「＋」鍵的功能，請記得，這是健身練習，如果沒有達到一定的費力程度，就不會有任何改變。

三項跑步機訓練

有些跑步機已經事先設定好不同程度的練習，當你可以熟練的在跑步機上健走，也習慣機器的速度變化和傾斜坡度之後，跑步機提供的各種練習會是很好的嘗試。我向來熱衷於變換練習內容，如果你經常運用跑步機健身，或是家裡就有一台跑步機，這會是延續健身計畫新鮮感的好方法。以下有三種基本的跑步機訓練法，你可以將這些練習當作大方向，然後加入你個人的風格或變化，先嘗試每一種訓練，再依據你個人的健走需求量身改造練習方法。

有氧訓練

由於有氧訓練的目標是讓身體維持在有氧區間內，因此最好先了解自己的有氧速度為何。以經驗法則而言，維持有氧速度時你剛好可以進行對話，如果速度再加快，呼吸就會變得困難，導致你無法輕鬆說話。這項練習必須維持手臂彎曲，大多數人的步頻會落在65-70 spm的範圍內，如果你配戴著心率錶，可以觀察自己是否達到目標心率：220－（你的年齡）×0.6＝目標心率。在身體可負荷且不對腿部造成壓力的情況下，盡可能長時間維持這個速度，如果你才剛開始執行健走計畫，適度疲累時就可以停止，接著記錄自己在跑步機上的運動時間。下一次進行有氧訓練時，試試看身體是否能夠承受比上次多走5分鐘，如果沒有感到不適就可以繼續練習，但身體如果有任何不舒服，一定要立刻停止，下次再嘗試挑戰。1週內最多只能延長1次有氧訓練的時間，我建議1週練習2次有氧健走。有氧健走會是運動時間最長的類型，只要你的身體狀況允許，就可以漸漸合理增加練習時間。

心肺訓練

在跑步機上進行心肺訓練有一定的風險，因為你必須加快健走速度、提升心率，心肺訓練才會有效，沒有其他替代方法。而跑步機最大的問題在於隨著速度加快，機器對腿部的衝擊也會增加，那麼該如何在不犧牲雙腿的情況下鍛鍊心臟呢？最簡單的答案就是提升健走速度直到心率上升，接著維持相同的速度一段時間，使心率持續偏高，雙腿則不至於受傷。我的作法通常是維持高速1分鐘，接著回到先前較慢的速度，輕鬆健走1分鐘之後，再度高速健走1分鐘，在整個訓練過程中，我會不停交替練習1分鐘快走與1分鐘慢走，這就是跑步機間歇練習。

- 開始緩緩走動暖身，將速度維持在舒適的有氧配速，步頻大約是63-65 spm。
- 事先設定倒數計時功能，每分鐘響1次（也可以看著牆上的時鐘練習）。完成暖身並維持穩定步頻10分鐘後，按下倒數計時功能，同時記住跑步機此時的速度數值，這個數值就是間歇練習中休息階段的速度。
- 開始倒數計時，並加快跑步機的速度，直到你的步頻超過70 spm，同時記住跑步機此時的速度數值，下一次間歇練習的快走階段要採用相同速度。步頻增加時要維持較小的步伐，並且增加手臂擺動幅度。
- 當快走1分鐘後計時功能響起，調整跑步機的速度至原本的數值，接著開始1分鐘的緩和健走。

- 交替運用跑步機的高速與慢速設定，在身體可負擔的範圍內，盡可能多重複幾次1分鐘間歇練習。當你發現身體開始跟不上跑步機的高速，表示這次的練習量已足夠，最後一次降低跑步機的速度至慢速設定，慢走10分鐘以漸漸緩和身體。

坡度訓練

如果你很少登山，但正在規劃前往遠方的高山健行，完成一趟夢想中的旅行，這項訓練會非常適合你。而如果你打算在週末到舊金山度假，這項練習可以幫助你鍛鍊下半身、放鬆大腦（若以更快的健走速度進行這項訓練，可以有效鍛鍊心肺能力）。

- 開始緩緩走動暖身，將速度維持在舒適的有氧配速，步頻大約是63-65 spm。
- 調整跑步機的斜度。這項練習和爬坡訓練有相同效果，同時也是很有效的心肺訓練，卻不一定要加快健走速度，跑步機的斜度增加後，雙腿的負擔也會加重，最後使心率上升。當跑步機的斜度變大，一定要同時縮小步幅並加快步頻，想像這是在拉低檔位以順利爬坡，就像在開車或騎自行車一樣。
- 增加上半身的運動程度（以更大的弧度擺動雙臂），保持穩定速度，但步頻加快。
- 腳跟持續向下踩，這個動作可以避免小腿肌過度使力。
- 持續調升跑步機的斜度，直到跨步時腳跟無法順利踩地，接著調降一級斜度，讓腳跟可以輕鬆著地。
- 固定在上述的坡度，並繼續在跑步機上健走，直到雙腿開始感

到疲勞。記錄練習上坡健走的時間長度，作為下次坡度訓練的
參考。

- 將跑步機調整為水平模式，以剛才練習的速度繼續走5分鐘緩和
身體。每週進行1次坡度訓練就足以維持心臟的強健狀態，腿後
側肌與小腿肌也可以充分伸展。

其他室內訓練

如我先前所說的，只要你夠積極、有創意，就會有各種室內運動
替代方案可選擇，在繁忙行程中安排完整的健走練習絕非難事，我奔
波在外時，就曾嘗試在停車場作爬坡練習以及在飯店爬樓梯。當你想
要健走卻無法走到戶外，可以考慮在下列的地點健身。

購物商場

進入賣場之前，我們顯然要先找到一個焦點，這項練習的重點就
在於持續鎖定焦點，這同時也是很有效的摒除我執訓練。多年前，我
的工作場所位在一棟市中心的建築內，我每天都運用午休時間進行健
走練習，而我最喜歡的練習方式就是專注想著一個焦點，接著測試自
己在不分心的狀態下可以健走多長時間。有時候我可以持續專注在焦
點上，一直走到辦公室外走廊的盡頭，更多時候我可以專注走完一個
街區的距離。我在數個月的練習之後，才終於可以不間斷的專注在焦
點上10分鐘，雖然我一直無法在健走全程都保持專注，但這種練習方
式非常有挑戰性，也讓我灰心的發現自己有多麼容易分心，從過去到
現在，這一直都是在健走時鍛鍊集中精神最有效的方式。最近外出健

走時，我嘗試挑戰一心專注於觀察自己的吸氣與吐氣動作，過程中絕不能漏掉任何一次呼吸。最後當我回到旅館房間，我已經觀察自己的呼吸整整45分鐘了，而且沒有忽略任何一次的吸吐動作，整個過程感覺像是非常寧靜、充滿專注的動態冥想練習，我發現自己處於集中又冷靜的狀態，徹底緩解當天在健身博覽會攤位工作的疲勞。

這項健走練習不僅能有效鍛鍊身體，更可以考驗大腦真正的專注能力，我強烈建議你在購物商場閒逛時嘗試這種練習方式：選擇一個焦點，最好是簡單、容易記憶的事物，例如觀察自己的呼吸，接著在進入賣場之前，先站在原地一段時間，全心觀察自己的吸氣與吐氣動作，感受呼吸的節奏並投入其中。當你感覺到自己與呼吸之間穩定連結後，設定手錶倒數計時20-30分鐘，接著進入購物商場開始健走，過程中要仔細觀察呼吸，彷彿你的生命就維繫在此，千萬不要分心，即使是一次呼吸也不能輕忽。

此時你的大腦會像平常外出玩樂一樣興致高昂，到處觀察人群和各種事物，然後受到這些事物、甚至一切的吸引，大腦天生就容易分散注意力，如果不加以控制，你的思緒就會一整天都四處飄盪。因此，當你開始分心，導致你「漏掉」一次呼吸，就立刻提醒自己繼續觀察每次呼吸，從頭開始這項練習。同時避免受到思緒影響、避免在此時開始自我批判，你只需繼續觀察呼吸，然後繼續往前走，在倒數計時結束前絕對不可以停止。當手錶響起，尋找合適的地點坐下或站立，靜靜待在原地，感受自己剛才所完成的一切。

爬樓梯

如果你認為自己是經驗老道的健走愛好者，這會是很適合你的心

肺訓練，當你在旅途中被困在旅館內，時間緊迫又無處可去健身時，
這項訓練可以為你帶來不少樂趣。

　　開始前務必要先在走廊完成暖身，理想的練習方式一定都是從平
坦的地面開始，再逐步增加健走的強度。和緩行走5分鐘之後，站在原
地練習抬腿動作，讓腳離開地面約20公分，持續練習5分鐘，接著走
到最近的樓梯間，以非常輕鬆的配速開始爬樓梯，速度不要太快，因
為你仍然處在暖身階段。上樓的過程中，當你往上踏一層階梯，上半
身要保持在前腳的正上方，這表示上半身會一直呈現稍微傾向前面階
梯的狀態。如果在爬樓梯時上半身過於直挺，可能導致腿後側肌過度
用力，等於是一步步將自己向上拉。我常常會在爬樓梯時把雙手放在
股四頭肌（正好位在膝蓋上方），每次跨步時就往下推，這個動作會
帶動上半身分擔爬樓梯的工作量，避免雙腿過度操勞。此外，當你試
圖讓上半身保持在前腳正上方時，一定要避免弓起背部，而是要讓脊
椎對直、骨盆呈水平。當你無法以穩定配速爬上階梯，便可以停止練
習，接著轉身並悠閒的往下走1分鐘，或是繼續走到心率降低至有氧區
間，然後再度轉身往上爬樓梯，直到你無法維持穩定的配速。過程中
要仔細聆聽身體的聲音，身體會告訴你何時該往上爬或往下走。爬樓
梯的重點在於找到適合自己的步頻，也就是一個可以輕鬆保持穩定與
節奏的頻率，如果想要加強鍛鍊有氧能力，你可以在每次登階時漸漸
加快步頻。

　　你也可以在爬樓梯時練習輪流使用不同的肌群，例如稍微以Z字形
的方式走上樓梯，就會運用到外側內收肌，這類交叉訓練也有助於登
山健行的準備。

別忘了還有這些場地

　　體育館可以讓你的健身品質不受天氣影響，也是很好的選擇。例如通往球場周邊零售商店廣場的斜坡走道，就是天氣惡劣時練習健走的好地點。先從住家附近的體育館、基督教青年協會（YMCA）或是社區育樂中心著手，尋找有籃球場的室內空間，你可以沿著球場的外緣健走，一邊觀賞球場上上演的各種活動。

　　從現在起，只要你不打算在戶外健走，隨時都能從幾個不錯的方法中擇一，室內健走的目的不只是運動和健身，也包含驅動體內該流動卻停滯的能量。完成一次愉快又充滿活力的健走後，可以令人感到心情平靜，沒有什麼比得上這種感覺，你必須享受以上各式各樣的健走方式，敞開心胸接受這些健走練習帶來的可能性。最重要的是，當你因為室內健走而遇上難題、想要尋找答案時，一定要大膽嘗試各種你認為有用的解決方法。

第10章

建立飲食平衡

一天的健走過後，一切事物看起來都會具有雙倍的價值。

—— 特里維廉[*]

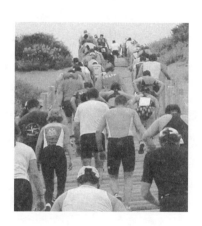

健走計畫中的訓練內容很重要，但支撐身、心、靈的充足營養也扮演著同樣關鍵的角色，事實上，我們生活中的各個層面，都會因為健康營養的食物而受惠。乾淨、含有豐富能量的飲食，可以幫助你獲得更豐沛的氣，讓你更有活力、更專注，並大幅改善健康狀況，良好的飲食也能穩定心情、提升減重效果，甚至還能助你一夜好眠。

但不幸的是，飲食對許多人而言是個複雜的課題，甚至危機重重。為了減重或健身，你可能嘗試過各式各樣的飲食方法，導致你已經無法分辨哪些食物對身體有益，哪些又會使身體「發胖」，低醣、高

---

[*] 特里維廉（George Macaulay Trevelyan），英國歷史學家，曾獲諾貝爾文學獎提名。

醣、低脂、高脂、高蛋白，這些飲食法就像上上下下穿過山區的雲霄飛車。

　　我對全方位健康生活型態的熱切追求，促使我研究和練習如何讓身體攝取的食物發揮最大功效，過程中我很幸運的遇見了許多好老師。我發現，就像要將健走計畫調整至合適的狀態一樣，飲食計畫也要採取相同的作法，才能促進氣順暢流動。我已經採用相同的飲食法長達20年，在此我會分享自己的所學，向你說明如何打造最適合自己的飲食計畫。良好飲食的基礎實際上就是你所累積的氣，當你的氣正在流動，無論是源自激烈的健走或是攝取新鮮、有益健康的食物，都會讓你感覺到自己在各種層面上受到豐富的滋養。接下來我們會介紹一些實用的原則，幫助你調整至合適的狀態，從飲食中獲得最大量的氣。

了解食物的平衡

　　除了運動及靜止狀態之外，平衡也是良好健康的三大基石之一，你的營養維持在平衡狀態，能量也會處於平衡，你的氣當然也能順暢流動。不過說實話，無論原因為何，大多數人的飲食都處於失衡狀態。那麼我們該如何重拾平衡的飲食呢？首先要檢視一些常見的飲食模式，我的許多學員都有這些問題。

時而斷食、時而暴食

　　如我先前所說的，飲食是個與情緒脫不了關係的課題，因為我們

的文化對於節食減重有異常的偏好，導致我們陷入以下的飲食模式：先利用斷食減重，接著因為無法忍受飢餓感而開始暴飲暴食。解決這種惡性循環的方法，就是攝取充足的營養食物，建立人體內應有的平衡，如此一來我們就不會輕易敗給飢餓感。

失衡的身體結構

許多人無法分辨「細瘦」與「精瘦」的差異，而這類人通常會習慣性的斷食減重，然而一旦他們恢復餐餐速食、攝取過多熱量、吃進過多甜食等「正常」的飲食習慣，體重就會再度回升，這種減肥模式就是所謂的溜溜球飲食法。

溜溜球飲食法造成失衡的原因，就在於身體結構會因此惡化，對於體內脂肪與肌肉的比例造成負面影響。當你嚴格限制自己的卡路里攝取量，身體會無法獲得所需的營養，也就無法維持正常運作和自我修復。因此在你減掉脂肪的同時，也會失去肌肉量，原因就在於身體必須自行分解瘦體組織，才能維持正常機能。一段時間之後，即使你變得更纖瘦，卻未必是真的精瘦，因為此時你體內的瘦體組織量並不在正常範圍內，反而會影響健康狀況與免疫系統功能。我們身邊都有不少人身材纖細，但看起來卻全身鬆垮無力，這些人表面上很苗條，事實上體內卻含有高比例的體脂肪。

平衡的減重方式就是不追求立即的效果，你應該給自己充裕的時間減重，而不是讓自己餓肚子。每天適當吃三餐、增加活動量，並確保自己攝取足夠的三大類食物 —— 尤其是蛋白質，才能維持健康的瘦體組織量，只要吃得營養，一段時間後身體自然會調整為平衡的重量。

另一種和斷食、暴食循環類似的問題是間歇性斷食，也就是每天故意略過不同的一餐，例如第一天吃三餐，第二天略過早餐與午餐，但因為你差點餓昏頭而又吃了一頓豐盛的晚餐（請記住，如果你因為過於飢餓而在睡前大量進食，會對消化系統造成壓力，也可能導致睡眠品質不佳）。平衡的飲食方法應該是將三餐平均分配在一天之中，並且在每一餐攝取適當且適量的食物，如此才能有效滿足飢餓感，同時穩定新陳代謝速率。人體習慣保持一致性，這就是大自然造就的人體運作方式，若你的身體無法預知何時可以吃到下一餐，就會判斷自己處於重大創傷或飢荒狀態，因而採取必要的生存手段。例如降低新陳代謝速率，以及囤積脂肪作為保護機制，當身體的新陳代謝變慢，可能會導致氣的阻塞或是減量。

任何想有效管理體重的人，都應該特別注意攝取熱量與消耗熱量之間的平衡。如果你想要減重，攝取熱量就必須低於消耗熱量；如果你想要增重，攝取熱量則必須多於消耗熱量，這個簡單的公式大概從山頂洞人時代就已經存在，也是應用熱力學中一個很好的範例。此外，務必記得一個重點：要從乾淨、營養豐富且健康的食物中攝取有益身體的熱量。

能量忽高忽低

當我們沒有以正確方式為身體補充能量 —— 例如沒有按時進食，或是吃進過多缺乏營養價值的速食與加工食品，身體就會感到疲累不堪。所有人應該都有在傍晚時感到能量低落，只好去星巴克點一份摩卡和蔓越莓酥餅的經驗吧？平衡的飲食方式應該是一天吃三餐並攝取

營養的食物，以保持血糖平穩、能量一致以及氣的流動穩定。

對三大類基本食物心懷恐懼

當今的低脂、低醣或高蛋白飲食熱潮，已經讓許多人害怕攝取特定的營養物質，但我們的身體卻需要這些營養才能產生能量與修復組織。平衡的飲食法應該包含適量的三大類食物，選擇攝取乾淨且營養的脂肪、碳水化合物以及蛋白質。稍後談到食物金字塔時，我會更詳細說明這個主題，食物金字塔不僅為我的健康飲食法奠下基礎，也是我多年來所學的精華。

過度操勞消化系統

當我們感到疲累、有壓力或是長時間未進食，就會容易一下子狼吞虎嚥、吃進過多食物，或是吃下沒有營養、用來應急的食物（例如在晚上9點用微波爐加熱辣味香腸披薩來吃，這很容易導致胃灼熱），這種飲食模式會令人感到腹脹和消化不良。平衡的飲食應該是將三餐平均分配在一天之內，才能避免你在正常進食時間之前，就因為飢餓而全身無力，當你不因感到極度飢餓而改變飲食模式，就能專注於準備營養的餐點，還能兼顧美味與正確的營養需求。

此外請記得這項重點：消化系統有固定的運作時間，需要在每餐之間的空檔暫停工作、充分休息，當晚上你在休息時，消化系統當然也需要休息。

棉與鋼

我們開始一套新的飲食計畫時，其中一個重點就是要捨棄對自己的執念，像是限制自己選擇特定但一直以來都毫無益處的食物。我們往往很容易陷入單一的思考模式，但對自己與自身飲食的看法，卻完全不是根據我們對身體真實需求的理解。

每當你過度執著於單一的想法，例如認為自己要透過吃才能感到快樂，就等同於讓你的自我而非身體主導選擇。以下是一些偏執想法的例子：「我對巧克力上癮，不吃巧克力我就活不下去」、「不喝咖啡我就沒辦法開始早上的活動」、「如果我不每天吃肉，就會沒力氣」、「如果我不每餐吃麵包，就會沒有飽足感」等等。

若想學會分辨自以為的需要以及真正的需求，就必須運用「棉與鋼」原則：向中心集中，並捨棄剩餘的一切。先做到注意飲食，你才能進一步學會放棄無法滿足需求、不符健走計畫或是對健康無益的食物與飲食習慣。

我很愛吃起司，可以每天吃下一大堆起司也不膩，但這種吃法會對我的身體造成嚴重傷害。當我吃進過多起司，會感到頭昏腦脹又懶洋洋，所以我限制自己一週只能吃四次起司，只有如此，我才能在享用美食的同時，避免自己變成一座「製痰工廠」。就像棉與鋼原則的概念一樣：向中心（也就是過量起司對我有害的認知）集中，並捨棄剩餘的一切（一週當中其他時間想吃起司的渴望）。只要往自身中心集中，氣就會隨之而來。

身體感知 v.s. 飲食衝動

前面的例子顯示，若想要做到摒除我執，也就是捨棄自己一定要吃某些食物的執念，其中的關鍵就是花時間觀察身體對這種食物的反應，而這就會牽涉到飲食衝動這項主題。

為什麼我們總是渴望吃進有害健康的食物，像是糖和咖啡因？答案就是長期營養不良導致身體的能量失衡。當你想要吃糖果棒或是想喝咖啡，其實是因為身體正試圖恢復平衡，也就是讓體內再度有能量流動，如此我們才能完成下午的工作，或是為孩子準備晚餐。

很多狀況都會導致身體失衡，例如過量的甜點、過量的蛋白質、過量的油炸食物，或是吃了速食與加工食品等缺乏或沒有營養價值的食物。我們的社會似乎特別熱愛甜食與點心，幾乎所有食物都含有糖類，尤其是加工食品與低脂食品，你有想過低脂食品的風味怎麼會如此多變嗎？答案就是添加隱藏的糖類，如果不這麼做，這些食品都會沒有味道。你可能無法從成份表中辨認出「糖類」，但糖類就隱藏在其他你從未看過的成份中，攝取過多快速燃燒的糖類，會讓你的血糖瞬間飆升，接著又神不知鬼不覺讓血糖降低。

完全美式的飲食中一天似乎至少會含有一份某種形式的肉類，但這種程度的動物蛋白攝取量已經遠超過身體所需。美國文化也異常偏愛飽和脂肪，主要來自油炸食物、加工烹飪用油、含奶油的糕點、蛋類、油脂以及動物製品，尤其是牛肉和豬肉等肉類，全都含有高脂肪，適量攝取這些食物並不會造成問題，但許多人的攝取量已超出身體所需，導致身體失衡。

　　由於不良的飲食習慣無法提供身體適當的營養，我們經常會發現自己有強烈的衝動，做出與真正需求完全相反的選擇，例如早上不喝咖啡就無法開始工作，正是因為糟糕的飲食習慣造成低血糖問題以及品質不佳的睡眠。而接近傍晚時我們會想吃糖果棒或巧克力布朗尼，則是因為早餐和午餐的營養不夠均衡，身體在此時用盡能量、需要迅速補充，同時身體也知道簡單糖類可以立即滿足這種需求。

　　現在我們要再度應用棉與鋼的概念，為了了解自己真正的需求，你必學會分辨有偏見誤解的身體與有正確認知的身體。前者追求快速解決問題，後者則有平衡的營養基礎，因此能夠傳遞信號告訴你真正需要攝取的食物為何，幫助你維持平衡狀態。若想與有正確認知的身體加強連結，我建議你嘗試這一章所提供的飲食計畫，多年來，我親眼看見這套飲食法造福數百位學員，幫助他們重拾身體的平衡狀態，同時促進體內氣的流動。

　　剛開始執行計畫時，你可能要努力抗拒衝動，避免吃進有害身體的食物，但隨著你的身體越來越平衡，這些衝動也會越來越容易控制，直到最後自然消退。當你的血糖值保持穩定，每天攝取的營養也足以維持並修復瘦體組織，就能夠更清楚明確的接收到身體傳來的信號，有正確認知的身體會告訴你真正的需求，而不是只提供你迅速脫離低血糖泥淖的權宜之計。

食物金字塔

　　我一定會提供給學員的飲食輔助工具，就是氣功健走版的食物金字塔（圖64），這套飲食計畫的目的是打造堅實的飲食基礎，不僅能為你提供最大量的氣，消化食物所需的能量在比例上也降到最低。如果你觀察金字塔的上層，會發現有些食物必須攝取的份量不多，而且攝取過多並不會更有益於身體，基於促進消化功能以及提高氣含量等原因，這類食物與金字塔底層的食物相比，攝取量的比例偏低許多，而金字塔的功能就是透過視覺圖像說明哪些食物能真正轉化為能量，以及各類食物在我們生活中的相對重要性。

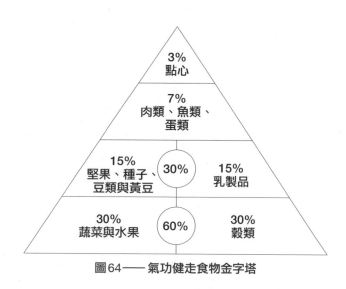

圖64—— 氣功健走食物金字塔

　　本書採用的資料絕對不是美國聯邦政府公告的舊版食物金字塔，而是根據我從許多老師身上所學到的知識，以及我20多年來親身試驗且效果令人十分滿意的飲食方法。請記得，以下的建議都只是大致的原則，如果你吃素或者是位耐力型運動員，就會需要依自身需求修改金字塔的組成，而如果你患有糖尿病或心血管疾病等，我強烈建議你先讓醫師看過這張金字塔圖表，並詢問是否有任何需要修改之處。

第1層

　　為提供身體健康、不產生廢棄物的能量來源，飲食的基礎（食物金字塔底層）應該由穀類、蔬菜與水果組成，蔬果不僅是純淨的醣類能量來源，更可以提供身體所需的抗氧化劑，也就是自由基的剋星。細胞組織內的自由基會在運動時大量產生，而自由基經常被視為引發癌症、耗損免疫系統以及提早老化等問題的元凶。全穀類在當今社會並不受重視、也未受充分利用，穀類屬於燃燒緩慢的碳水化合物，可穩定、長時間提供能量來源，然而當全穀類經過加工和精製，便會成為燃燒快速的簡單醣類與低效率能量來源。我個人最喜歡的全穀類包含糙米、蕎麥片、燕麥、玉米粉、布格麥＊以及全麥麵包，我的飲食中有60%源自金字塔第1層，蔬果與全穀類各佔30%。

第2層

　　我的整體飲食有30%由第2層食物組成，15%是堅果、種子、豆類（黃豆製品、果仁醬、乾燥豆類以及扁豆），另外15%則是乳製品（起司、優格以及奶類）。如果你不喜歡或是無法消化乳製品，你就需要從

***

＊　編註：bulgur，即碾碎的乾小麥。

植物性食品補充缺少的脂肪與蛋白質，攝取量同樣要維持在整體飲食的15%。你的飲食必須包含金字塔第2層的食物，才能維持身體系統中氣的強度，不過攝取量（30%）只有第1層食物的一半。

第3層

　　在我的飲食中，金字塔第3層由肉類、魚類和蛋類組成，我會定時攝取這類食物，但份量偏少，只佔整體飲食的7%。1週內我會分別吃1次魚肉和肉類，蛋類則是1週1-2次。過量攝取動物蛋白質會削弱氣的強度，因為人體需要花費較多能量消化這類營養，所以如果情況允許，你所吃的肉類盡量要是最高級的有機產品。如果你吃素，可以從豆類等植物性來源攝取蛋白質，並且從油類、堅果以及果仁醬攝取脂肪。

第4層

　　你的整體飲食中應該要包含3%不需提供營養的食物，不過這類食物卻可以在其他層面上發揮作用。我1週會享用1-2次美味的甜點，當我受到誘惑想吃更多甜食，我便會提醒自己，大吃甜食所獲得的快樂，絕對不及在體內累積更多氣的樂趣。毫無疑問的，攝取過多糖類會損害免疫系統、導致能量忽高忽低，也可能瞬間破壞穩固的飲食金字塔。

　　含咖啡因的食物也屬於金字塔第4層，儘管研究證實，咖啡因可以讓思緒更敏銳且提升運動表現，但咖啡因也是一種利尿劑，會加速體內水分流失，因此當你在健走時攝取咖啡因，務必要補充大量水分。

不應攝取的食物

下列食物都缺乏或不含營養價值，不屬於食物金字塔的任何一部分，應避免攝取，包括深受大眾喜愛的糖果、調味料、加工食品、防腐劑、添加物、白麵粉（包括貝果與大部分的義大利麵）、精製糖類以及汽水。由於這些食物會削弱你體內的能量，最好的處理方式就是將這類食物從飲食中全數剔除。

健康飲食實施步驟

多年來我所學到最寶貴的一課，就是飲食對於健康生活型態的重要性，飲食對我們的影響涉及各個層面：老化的方式、大腦的靈活程度、心情好壞、一天之中可運用的能量多寡、活動量高低、我們的外表，甚至連膚質、髮質都會受到影響。

如果你想追求全面平衡的生活型態，一定要評估如何讓飲食配合你的整體計畫，為了達到目標，你不僅需要注意飲食的內容，也要注意飲食的份量、時間以及方法（在可以享受餐點的環境下進食）。

飲食內容

在高品質的生活和健走計畫中，高品質的飲食是不可或缺的要素，吃下品質不佳的食物就像為高級跑車加入低辛烷值汽油一樣，儘管跑車還是可以運轉，卻無法完全發揮應有的性能，唯有採用優質的能量來源，身體才會有更好的運動表現。

　　每當你坐下進食，想一想你吃的食物來自哪裡、經過哪些加工或烹調程序，然後自問：「這份食物含有多少生命？」毫無疑問的，賣場中最美的區塊就是生鮮區，總是充滿生氣勃勃的鮮豔色彩以及新鮮氣味，因為新鮮食物都充滿了生命。相較之下，走道擺滿罐頭和包著鋁箔紙與塑膠的加工食品，雖然方便又快速，卻在精製、漂白、冷凍乾燥的過程中，流失了大部分的營養價值。

　　新鮮、健康的食物不需要添加任何物質，就已經完全符合身體的營養需求，而加工食品所添加的調味、色素、防腐劑以及各種低脂或低糖配方，基本上都無法為食物的本質加分。這就像在黃石公園的壯麗景色當中，放進人造花、假樹和填充鳥玩偶一樣，原始環境不需要增添任何物品就已經十分完美。

　　攝取蔬果的最佳選擇標準就是有機、新鮮，且不使用化肥、殺蟲劑和殺菌劑。理想狀況下，當季蔬果是很合適的選擇，因為這些蔬果在當地採收時，都是成熟且新鮮的狀態，而不是在半熟時就提早採收，只為了從千里之外運送至你家附近的超市，而且運送途中還耗費了非再生的化石燃料。舉例來說，你當然可以在冬季買到來自智利或紐西蘭的草莓，但當你咬下又硬又不甜、不夠紅且淡然無味的草莓時，真的會打從心底感到滿足嗎？此外也有研究顯示，食物生長的地點越接近你的住所，就越能配合你體內的化學反應。

　　有機肉類、蛋類以及乳製品也應是你的首選，因為這些食物較乾淨，來自處於良好飼養環境的動物，也不含生長激素、色素或其他添加物。如果你很愛吃乳製品，乳製品卻會讓你的痰變多，也許你會發現有機的起司、奶類和其他乳製品完全不會導致相同的問題。

　　比起養殖魚，野生魚是更好的選擇，養殖魚的生長環境通常都極度擁擠，必須使用抗生素維持健康，且養殖魚的飼料含有較多植物蛋白用以節省餵食鮮魚的成本，這會導致魚肉的Omega-3與Omega-6脂肪酸含量較低。

　　一旦你品嚐過有機食物，可能會發現風味實在太美好，讓你從此成為有機食物的愛好者。例如有機雞胸肉不僅風味十足，口感也十分豐厚、多汁，因為有機養殖的雞群被運往市場前，並沒有注射容易導致水腫的生長賀爾蒙，雖然有機雞肉的每斤價格較高，但在烹煮時出水量較少，因此最終你還是會吃到較多雞肉。此外，有機柳橙或蘋果嚐起來的甜味、酸味和香氣都會比較明顯。

　　整體而言，富含氣的食物種類如下：

- 有機食物
- 新鮮食物
- 現煮食物
- 在地生產的食物

氣含量偏低的食物種類則包含：
- 大部分的罐頭食品
- 過度烹煮的食物
- 加工與精製食品
- 油炸食品
- 微波食品

- 含添加物、防腐劑或人工色素的食品
- 醃漬食品
- 工業化大量生產的調味料
- 煙燻食品

飲食份量

　　有一位很優秀的老師曾協助設計我的飲食計畫，我會一輩子感謝他讓我體驗到充沛的力量與氣，竟可以源自一套精心規劃的飲食計畫，以下我將大致說明我的飲食份量。

　　我1天會吃2份主要的餐點以及1份清淡的午餐。由於早餐是一天當中最重要的一餐，因此我會準備非常豐盛的食物，每週有3天的早餐是1大碗熱全穀麥片，加上大量堅果、種子與水果乾（選用有機水果乾，因為非有機水果乾含有大量殺蟲劑，且經常添加防腐劑和糖），我的早餐碗大約可以盛裝3杯食物，我通常會裝到滿，我太太凱薩琳的碗則大約是2杯的份量。另外每週有1天的早餐是富含蛋類的料理，有2天是穀類與蔬菜加上堅果，偶爾也會加上起司，剩下1天的早餐則是1大碗優格搭配大量堅果、種子、葡萄乾以及水果。

　　午餐時間我會吃得比較清淡，餐點包含水果乾搭配堅果，或是新鮮水果加起司，又或是花生醬搭配蔬菜片。

　　我的每週晚餐菜單如下：1週1份肉類餐、1份魚肉餐、1份大碗沙拉以及1份豆類加米飯，其他3天的晚餐則是穀類加蔬菜餐，有時會搭配堅果、種子和/或起司。

　　我通常會盡量選擇最新鮮的有機食材，如果考量到新鮮有機食材

富含的營養價值，以及這些食物幫助人體恢復與維持機能的效率，購買有機食物多花的每一分錢都非常值得。我介紹的餐點都很簡單、美味又容易有飽足感，還能提供你充足的氣，有效輔助你的健走計畫。

活動、營養與減重

　　許多研究顯示，良好的營養攝取搭配運動可以有效減重，但請記得，提升運動量卻沒有補充適當的營養，也許能讓你在短期內變瘦，但絕對無法改善身體的結構。你要減掉的是脂肪而不是瘦體組織，為了達成這項目標，你必須每天三餐攝取營養，包含適量的精益蛋白質（lean protein）、不飽和脂肪以及複雜碳水化合物。

　　與其將健走視為減重運動，並且用減掉幾公斤來衡量成敗，不妨將健走當作活動身體、促進健康的主要方法，如果你把健走和補充營養視為日常生活的一部分，並且從中獲得樂趣、為生活建立平衡，你會發現運動和飲食很容易就能成為一種修練，可以幫助你提升整體健康狀況、使大腦更加冷靜，並大幅拓展你的視野。

飲食時間

　　讓血糖在一天之中保持穩定、不劇烈起伏，才能保有大量的氣/能量。也因此，你絕對不該漏掉任何一餐，並且要盡量固定每天的用餐時間，這麼做會使進食、消化和休息的循環非常一致，可以讓腸胃運作更有效率。我的早餐和晚餐時間相隔大約12小時，中間還有一頓清淡的午餐，這剛好是腸胃完全消化一餐所需要的時間，如果我在接近中午或傍晚時需要補充能量，我會吃1片水果加上1茶匙的有機或天然

果仁醬，攝取脂肪加上簡單糖類（水果），可以避免胰島素飆高，並且讓身體完全運用能量，而不是將能量轉為脂肪後儲存。

如果你有健康上的問題，例如患有第2型糖尿病或是其他胰島素相關問題，導致你一天必須少量吃上5、6餐，你還是可以善用金字塔的食物比例以及我的飲食建議，攝取健康、有機、富含氣的食物。請你的醫師或營養師協助檢視並修改這個版本的食物金字塔以配合你的飲食計畫，此外，要特別謹慎聆聽自己身體的聲音。

飲食漸進原則

如果你希望擁有更乾淨、更健康的飲食模式，請讓自己和身體有充分時間培養新的飲食習慣，千萬不要期待能立即擁有一套完美的飲食計畫，而是要對自己寬容一點，採用漸進式的改變，讓身體有時間適應。如果你試圖採用與自己習慣大不相同的訓練飲食計畫，不僅難以堅持，也可能造成消化壓力。應該要先做出微小的改變，接著讓這些改變日積月累成為習慣，學會吃得營養就像學習氣功健走專注要點一樣，一次練習一項比較容易，一旦改變成為習慣，就可以在基礎上繼續進步發展。以正確的方式慢慢進行，過程中扎實的完成每個步驟，遵循漸進原則向前邁進，便能透過攝取的食物獲取最大量的氣。

例如當你需要計算所得稅或準備工作上的重大報告時，千萬不要決定在當週同時停止攝取糖類和飲用咖啡，而是要先在飲食中去掉糖類，習慣之後再降低咖啡因攝取量，透過改善一部分飲食所獲得的氣，將會使你更有自信做更多改善。

改變飲食計畫時，別忘了聆聽身體的聲音，食物金字塔只能作為

建議參考，而且是以我的經驗為基礎。也許你會發現自己比較適合多吃一點動物性蛋白，或是其實根本無法忍受乳製品，你的判斷原則應該包含自身整體健康狀態、心理健康程度、對食物的渴望（想吃一顆糖果和想吃一片魚肉或一顆雞蛋的渴望不能混為一談）、情緒起伏、能量存量以及睡眠模式。

再次強調，如果你有任何健康上的疑慮，先請你的醫師或營養師檢視這一章的內容，再請他們建議你如何應用這套計畫。

飲食方法

用餐環境顯然和食物本身的品質一樣重要，如果你邊移動邊吃飯，狼吞虎嚥的把食物塞進肚子，或者試圖在混亂、吵雜、充滿壓力的環境中用餐，不僅會導致消化不良，也無法從食物中獲得你需要的氣。在充滿壓力又匆促的情況下，你也很可能搞錯自己所需的食物份量，或是沒有時間準備最合適的餐點。

當然有時候我們必須在不盡理想的環境中用餐，例如當你試圖趕在期限前完成工作，或是家裡有突發狀況，能吃完一餐就已經很不容易了。不過在大多數的情況下，你還是可以選擇用餐的環境，就像安排你的健走計畫一樣，用餐時間也可以成為一種運用覺知的修練，在這段時間內，你可以讓自己安定下來，並且有意識的補充體內儲存的能量。

我發現餐前的轉換階段可以讓用餐時間有個好的開始。首先，將用餐環境打造成乾淨又令人安心的空間，排除任何可能導致用餐時間混亂的因素，關閉電視與吵雜的音樂，如果你想要有背景音樂，請選

擇柔和的演奏音樂並轉低音量。鋪上一張美麗的桌布，擺好你最喜愛的餐盤和玻璃杯，再點亮一根蠟燭，或是在餐桌擺上合適的花飾，確認你已經做好用餐所需的一切準備後再入座，如此一來，用餐過程中就不需要再起身。

花點時間思考自己正在做什麼 —— 你正在用餐、滋養身心。有些人喜歡在餐前的轉換階段暫時靜止不動，幫助自己從忙碌的一天轉換進入用餐時間；有些人則會在心中默默念著感謝祈禱文；而我則喜歡思考桌上能有這些佳餚是經過哪些人的付出。

開始用餐的方式會影響到整段用餐時間的節奏，和練習健走一樣，剛開始要先緩慢起步，如果你的起頭太快，狼吞虎嚥，這頓飯很快就會結束。飯後你雖然已經吃飽，卻沒有滿足的感覺，因為你的大腦與身體化學反應跟不上你進食的速度，你沒有仔細咀嚼食物、讓食物與唾液中的酶充分混合，導致胃部必須更費力消化幾乎還是原始狀態的食物。當你離開餐桌，並不會感到重獲活力般精神奕奕，反而很可能會覺得自己像隻笨重的癩蛤蟆。務必要緩慢且小口進食，同時保持直挺的坐姿，更別忘了在每一口之間的空檔呼吸。（我是不是很像老媽子？）

在怡人又安心的環境用餐，並充分尊重自己的身體與吃進的食物，是維持高品質生活型態的關鍵。良好的飲食確實非常重要，成功的健走計畫、健康的身體以及充滿活力的人生，都必須奠基於此。

第11章

選擇權就在你手中

現在我該走路還是騎馬？

「騎馬。」愉快說道。

「走路。」喜悅回答。

——W.H. 戴維斯[*]

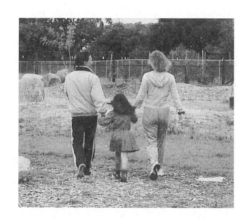

在《氣功跑步》一書中，我曾提到老虎‧伍茲的例子，他令人難以想像的成功職業生涯只延續了數年，就被外界認為進入了「衰退期」，從此成績一落千丈。然而實際的狀況是，老虎‧伍茲發現自己的揮竿動作需要改進，於是他決定徹底修改揮竿方式，經過18個月的修正練習，老虎‧伍茲以前所未有的強大實力與良好狀態重返球場，再次稱霸高爾夫球界。

---

[*]　編註：戴維斯（W.H. Davies），英國威爾斯詩人、作家。

兩年之後，當我正在寫書，老虎‧伍茲又再一次贏得大師賽冠軍，但在此之前他其實也是處於所謂的「衰退期」，連續10場錦標賽沒有獲得任何一次冠軍，隨後他的真實故事躍上媒體版面 —— 老虎‧伍茲**再次**大獲成功。他以職業生涯和名聲為賭注，認為自己需要再度「改進」揮竿姿勢，這次時間長達數年，但現在他又開始橫掃球場，而且實力比之前更強大、狀態更好。老虎‧伍茲第二次修正動作的期間，承受了許多來自外界的壓力，媒體與粉絲都對他的表現抱有很高的期待，但他仍舊選擇維持自己的步調，《今日美國報》曾報導：「伍茲依舊是耐心的最佳代言人。」果然不出所料，伍茲的選擇非常正確。

老虎‧伍茲是我心目中的偶像之一，但並非因為他是優秀的高爾夫球員，而是因為他不僅能掌控自己的身體，更願意聆聽身體的聲音，他會把握每一次精進自身技能的機會，這就是我理想中的成長方式。

太極拳師傅徐谷鳴大師也有相同的處事方法，他每兩年會回中國一次拜訪他的宗師，如此他才能提升自己的太極拳技巧。當師傅最近一次準備回國「精進」前，他和我分享了面對全世界武功最高深的太極拳大師並接受他們的指導是什麼感覺，以及他預期過程中會發生什麼狀況。

「他們會把我塞進廁所裡。」師傅用非常期待的口吻這麼說，其實他是在自嘲。宗師會直截了當讓他注意到自己的太極拳技巧有哪些不足，接著會向師傅說明每一項不足之處的性質，直到他清楚理解如何進行必要的改善。在我和師傅的對話中，師傅的聲音裡沒有一絲擔心或恐懼，反而有種隱隱的欣喜期盼，如果我是他，應該會陷入嚴重的表現焦慮，但徐谷鳴師傅完全沒有這種問題。

師傅從中國之旅回來後容光煥發，迫不及待想練習並傳授他從宗師身上學到的所有密技，徐師傅通常十分理智且有條有理，不過現在他的興奮之情溢於言表，這種雀躍程度簡直像是我的女兒喬妮聽到要去吃冰淇淋甜筒時（或是在聖誕節早晨起床後）的心情，徐師傅彷彿知道了一個天大的秘密，而且等不及要與他人分享。

我最欣賞徐師傅的一點，就是他對太極拳修練毫無保留的追求，包括生理、心理、情緒以及精神等每一個層面。對徐師傅而言，全世界最重要的事，就是練習並改善體內氣的流動，他也一生致力於教導學生相同的修練方法。徐師傅的生活以及學習方式，正是太極拳修練的延伸，沒有任何事情能阻止他向前邁進。

徐谷鳴師傅和老虎‧伍茲有個共同點，就是他們對於學習都抱有非常正面的態度，他們很清楚**自己的不足之處**，也願意選擇超越現有的狀態，不計代價追求進步。他們追求的不只是知識，也追求掌控自己的身心，而他們的學習方式正是源自對於人體知識的熱切探索。我對這兩位人物十分景仰，因為他們即使已經在專業領域中「登峰造極」，還是願意用盡方法繼續精進，他們具備與生俱來的能力，堅持追求更好的自己。

我在自己的學員以及數千名健走參賽者身上看到了相同的熱情，我也發現有許多健走賽事經常進行慈善募款，這些參與活動的人不僅是在享受健走、追求健康，也是在鼓舞身邊的親友。

鞋中魔法

如今健走又重新引起一陣風潮，而背後的原因非常正面 —— 眾所皆知，要幫助慣於久坐的社會大眾再次重回運動、有活力且健康的狀態，健走是最簡單也最方便的方法。我們就像《綠野仙蹤》的桃樂絲一樣，發現腳上的鞋子有魔法，可以帶領我們走向未曾想像過的境界。不過我們沒辦法只敲一下鞋跟就到達目的地，我們必須一步又一步往前，直到重拾健康。

科學研究證實，健走具有以下效果：

- 大幅降低死亡機率
- 降低罹患心血管疾病的機率
- 降低血壓
- 減重
- 提升大腦敏銳度
- 改善平衡感
- 降低罹患失智的機率
- 降低罹患乳癌與其他癌症的機率
- 緩解嚴重憂鬱症狀
- 抑制糖尿病
- 增加骨質密度
- 提升性慾

這串清單永無止境！你只要每週投入3-5小時的健走計畫，就可以

享有以上這些好處，當然還有其他無形的益處。儘管我在前面已經提過，但我還是必須強調，健走就是健康的萬靈丹，這種方法門檻低、成本低、實惠又無須用藥，卻能解決無數種困擾我們已久的健康問題。

　　今天早上我在塔瑪佩斯山上健行，加州馬林縣的居民應該都很熟悉這座山，山上的景色深受大人小孩的喜愛。塔瑪佩斯山峰可以阻擋來自太平洋的風暴，寬廣的腹地時時提醒我們要腳踏實地，雲霧繚繞的峰頂則鼓勵我們向天空與未知邁進。當我登上山頂，站在這個360度至高觀景點的正中心，我突然了解到自己有非常多選擇 —— 我可以決定如何度過這一天，也可以決定如何度過這一輩子。我望向大海，開始想像一趟旅行；又望向城市，想到舊金山有無數的創意活動正在進行；接著俯瞰鄰近我家的地區，街區隱身在山丘之後，我察覺到一股歸屬感湧上心頭。最後我選擇回家和凱薩琳一起寫下這一章，我打從心底知道，這是最好的選擇，我也知道其他選擇仍在等著我。

　　如果要我在覺知五步驟中選出最重要的一步，我認為就是「做出選擇」。事實上，這並不是「最重要」的一步，而是結合對直身心、運用核心以及建立平衡的成果，前三個步驟都是在幫助你做足準備，你才能以最全面周詳的觀點做出選擇。最後，你將可以毫不費力做出選擇，在一切就緒的狀態下向前邁進，輕鬆而優雅，就連重力都會助你一臂之力。當你的選擇源自體內最深層、集中之處，並且有正確步驟為基礎支撐，就沒有什麼能阻止你向前邁進。

致謝

　　由衷感謝幫助我們完成《氣功健走》的所有人。

　　首先謝謝我們的鄰居兼摯友Sarah、David以及Sidney Leipsic，你們一家在各方面都給予我們許多支持，尤其是照顧我們的女兒Journey、將她視如己出，我們兩家之間的情誼與扶持實在彌足珍貴。

　　Anne是努力、溫柔又善良的行政主管，在各方面都對我們有許多幫助，在此深深感謝妳。

　　徐師傅，我們會一輩子謹記您如此有耐心、不藏私的教導我們關於氣的一切，並開導我們將氣帶入自己的生活，也帶入他人的生活，如果沒有您的付出，這本書也不會問世。

　　真心感謝氣功跑步大師兼氣功健走教練 ——Kathy Griest與Chris Griffin，很榮幸能與你們合作。

　　另外也非常感謝所有氣功跑步與氣功健走的認證教練，感謝你們對健康運動付出的一切努力，幫助許多人運用身體的中心運動。

　　經紀人Bonnie Solow從一開始就對我們充滿信心，感謝妳如此信任我們。

　　同時要感謝我們的家庭醫師Marge Thomas，盡責照顧我們的生理、心理、情緒以及精神層面。Marge，妳是我們生命中的明燈，讓我

們得以專注又健康的投入工作。Tim和Jane Heintzelman，感謝你們一直引導我們走向真理。

　　親愛的Betty Smith博士是第一位官方的「氣功跑步大使」，妳美好的光采照亮了我們的生活。Ozzie Gontang，你的支持對我們意義非凡，你多年的經驗對我們十分有幫助，確保氣功健走計畫往正確的方向發展。Jim Dunn是丹尼最要好的朋友，也是Journey的初戀，還需要多說什麼嗎？我們愛你。

　　誠摯感謝我們第一本書《氣功跑步》的讀者，謝謝你們的各種回饋、鼓勵以及廣為宣傳，是你們帶給我們《氣功健走》的靈感。

　　感謝我們的父母與兄弟姊妹，總是給予我們不可思議的啟發與無盡的支持，深深感謝你們所作的一切以及源源不絕的協助。最後也最重要的，獻給Journey。我們能夠成為妳的父母並陪伴妳一同成長，實在是太幸運了，任何言語都無法表達我們對妳的愛。

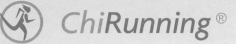

ChiRunning®

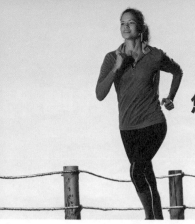

您想要無痛又無傷害的
完成下一個馬拉松跑步賽嗎？

氣功跑步，身心平衡的跑步新思維。讓您在最不費力、不會受傷的情況下，讓跑步者們更能享受無痛跑步。

您將會學習到：
· 如何跑步而沒有運動傷害
· 如何正確的呼吸
· 輕鬆的運用正確的跑步姿勢
· 如何享受跑步

學員推薦

當我完成氣功跑步的學習後，我再也沒有因為跑步而導致運動傷害，也更能夠輕鬆面對我在跑步中的情緒管理。腳踝放鬆的方法無疑對我的跑者膝有強大的幫助，脛前疼痛也不再發生；我學習用重心轉移讓我的身體前進；用氣功跑法跑步上坡輕而易舉。我期待並檢視我的氣功跑法能讓我達到更高境界。

使用正確的跑步節奏，跑步姿勢調整以及手臂的擺動除了讓我跑步進步外，也讓跑步後的恢復相當快速。我上了8-10堂的氣功跑步課，Aaron的跑步課是很有結構性的。每一堂課，他不斷專注在我需要加強的地方，而且一直重複讓我能夠牢記並深植於腦海中。我持續不斷的練習氣功跑步的技術，我很開心可以創造我的個人跑步最佳成績。

跑者 — Lan Fong

2016年開課日期　　體驗價NT600

3/24(四) 20:00~22:00	3/25(五) 19:00~21:00	3/29(二) 19:00~21:00
台北市中山區北安路40巷12號	台中市西屯區福星北路31號21樓	高雄市前金區金二街30號2樓

聯絡人：程智偉先生　　Email：aska@chirunning.com.tw
手　機：0920197132　　官　網：www.chirunning.com.tw

行動優惠1　氣功跑步體驗課

報名氣功跑步體驗課＋購買『氣功馬拉松』一書即免費獲得"跑步姿勢分析報告"(總價值NT600)！現在就上網發掘無傷害又有效率的氣功跑步！
www.chirunning.com.tw/free-video-analysis

行動優惠2　免費氣功跑步線上影片

學習如何運用氣功跑步的4大重點，來幫助您借力使力，讓您跑得更快且不會有跑步傷害！現在就上網報名以獲取免費的"氣功跑步線上影片"
www.chirunning.com.tw/online-chirunning-course

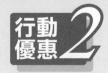

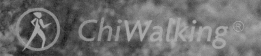
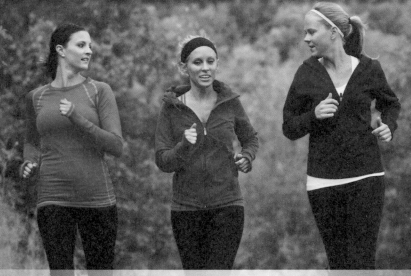

氣功跑步不單是 一項運動,

更是一種修練

『氣功跑步探索課程』內容包括:

- · 氣功跑步的理論和科學根據
- · 找出自己跑步受傷的潛在危機
- · 氣功跑步四個基礎技巧
- · 學習跑步時身體放鬆和平衡
- · 了解步頻, 步距和身體重心的協調關係
- · 如何實踐氣功馬拉松訓練
- · 解答新手疑問和停滯不前的問題

只要購買《氣功馬拉松》
憑本券折抵『氣功跑步探索課程』
學費 NT$ 200 (原價NT$600),
由美國官方認證高級教練謝莉珠,
即書中動作示範教練, 親自指導,
教授氣功跑步微妙之處!

報名請登入: www.chirunning.tw

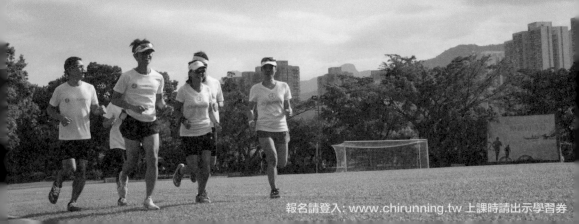

氣功健走讓你活得年輕，
走出自信!

『氣功健走生活課程』 內容包括:

- 氣功健走的理論和科學根據
- 氣功健走五個基礎技巧
- 利用核心肌群改善速度減低疲累
- 掌握上半身和下半身的動作協調
- 體驗氣功健走12個身心平衡練習方法

只要購買《氣功健走》憑本券折抵
『氣功健走生活課程』
學費NT$100 (原價NT$ 400),
由美國官方認證高級教練謝莉珠,
即書中動作示範教練, 親自指導,
分享身心平衡的運動智慧!

報名請登入: www.chirunning.tw

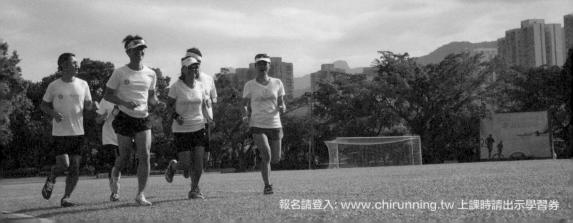

使用辦法說明:
使用期限: 即日起至2016年12月31日止
憑本券折抵$100學費(原價$400), 影印無效.
本券一次只用一張, 無法搭配其他優惠方案使用
上課時間與內容, 以最新公布為準
本禮券優惠只適用於台灣讀者
歡迎社團及機構集體報名, 享受更多折扣!
詳情請洽: 0988 353 911 曾聖棕先生

學習券 (影印無效)
$100

報名請登入: www.chirunning.tw 上課時請出示學習券